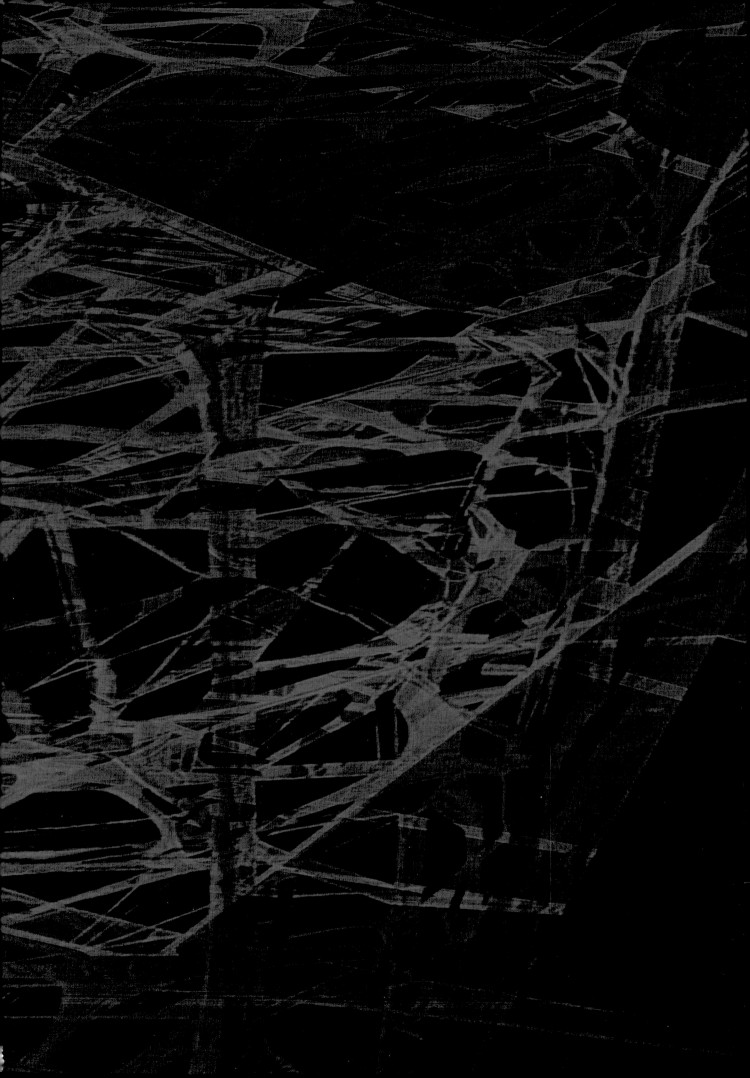

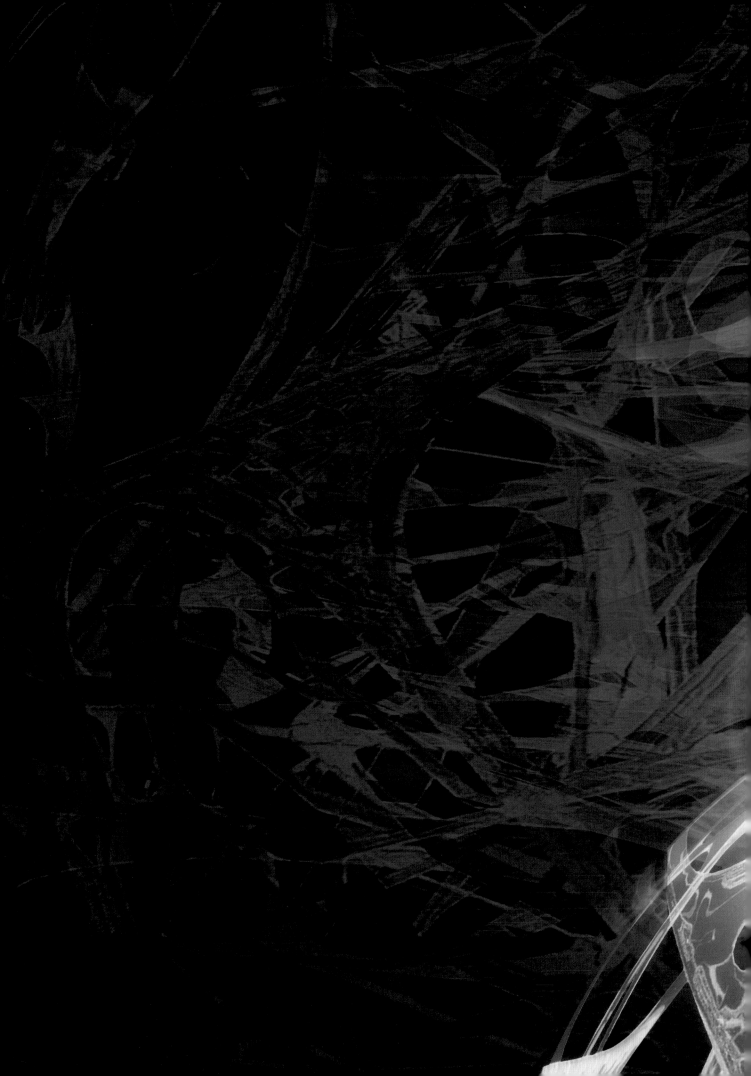

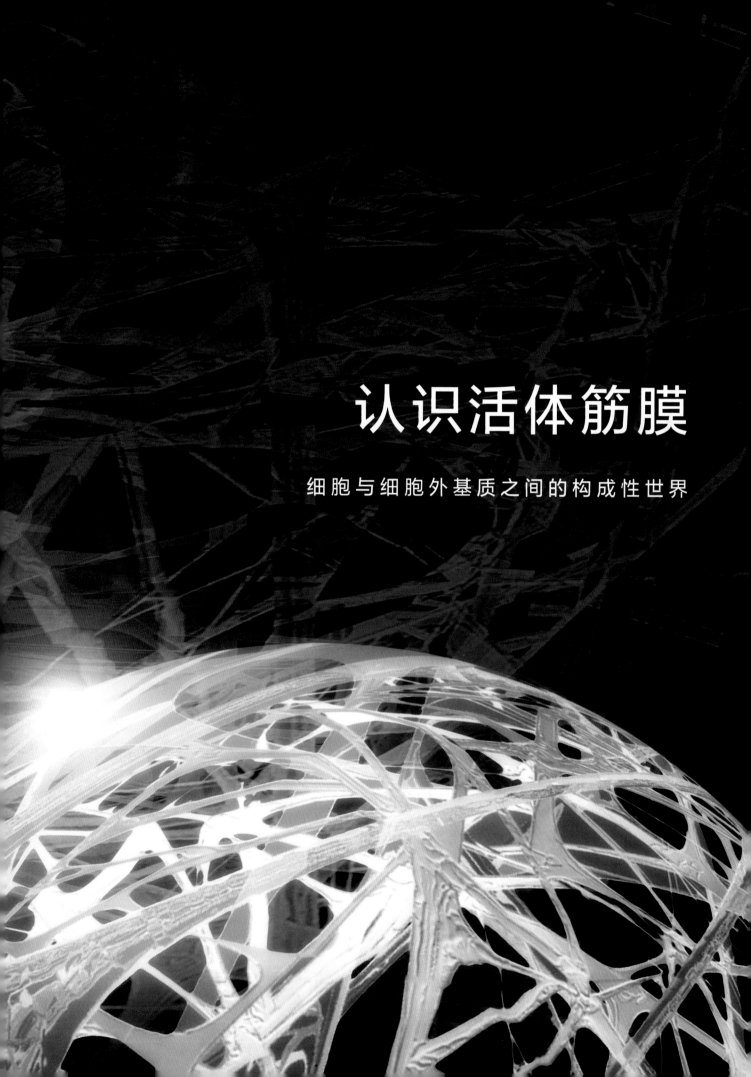

认识活体筋膜

细胞与细胞外基质之间的构成性世界

谨以此书纪念
在本书完成过程中给予我鼓励的
哈罗德·克莱纳特（Harold Kleinert）、克劳德·沃尔丹（Claude Verdan）
及 AJM. 古曼（AJM Goumain）

后浪出版公司

Architecture

of

Human Living Fascia

The extracellular matrix and cells
revealed through endoscopy

认识活体筋膜

细胞与细胞外基质之间的
构成性世界

作者 ————

［法］让－克劳德·甘博图（Jean-Claude Guimberteau, MD）
外科医生，现居法国波尔多
法国外科学会成员
2012 年法国整形重建外科协会前会长
现任阿基坦地区干细胞临床和手术组协会主席

［英］科林·阿姆斯特朗（Colin Armstrong, DO）
整骨执业医生，现居法国格兰

序言 ————

［美］托马斯·W·芬德利博士（Thomas W Findley, MD PhD）
新泽西医学院物理医学教授

［法］阿德尔伯特·I·卡潘德基博士（Adalbert I Kapandji, MD）
外科医生，法国手部外科学会前会长

译者 ————

李哲
国内知名功能解剖学教师，广东医科大学解剖学教师，"李哲教你学解剖"课程创始人

审校 ————

隋鸿锦
大连医科大学解剖教研室主任，兼任中国解剖学会科技开发与咨询委员会副主任委员，中国解剖学会断层影像解剖学专业委员会委员，辽宁省解剖学会理事，《中国断层影像解剖学杂志》《解剖科学进展》《中国临床解剖学杂志》编委。

科学技术文献出版社
SCIENTIFIC AND TECHNICAL DOCUMENTATION PRESS
·北京·

我很荣幸在 2007 年举办第一届国际筋膜研究大会之际介绍甘博图医生前往，筹划大会期间恰逢他给我寄来其第一张医学光盘《在皮肤底下漫步》（*Strolling Under the Skin*）。看完了 DVD 里的内容，我和项目委员会里的其他成员都不禁想"停止对外宣布筹划"。尽管现有的时刻表已经排满，我们仍需找个时间让这部医学影片上映。从那时起，基于在内镜手术中所做的数以百计的视频记录，甘博图医生为每一届筋膜研究大会提供了一种新的可视化信息，使得人们对活体组织有了更进一步的认识。

作为一名手部整形外科医生，甘博图医生认为筋膜滑移的维护和修复，控制瘢痕组织，引导及重新定向肌肉力量等功能对预后至关重要。在过去的四十年里，他定期出版外科手术技术的最新书籍。日益提升的外科成像技术，让他在进行手术的同时还能及时观察组织。肌腱不仅仅是在不连接的管或鞘中运行的绳状物，它们彼此之间存在着某种特定的联系，这种联系使得肌腱可以往几厘米或更远距离滑动。他强调简单的肌腱移植并不能像肌腱和腱鞘的转移一样有效。因为当我们弯曲再伸直手指时，肌腱不会从指尖或前臂突出。这个说法是个伟大的发现，因为手掌肌肉在极限的情况下受力为零。那么哪种结构允许在保持连接的同时进行变量运动呢？甘博图在外科手术中观察组织时发现，组织结构的不同之处在于组织中需要的运动量。这些敏锐的临床观察使他发现并描述出一套滑移系统，他称其为**微液泡胶原吸收系统**。

在本书中，甘博图医生将手部外科手术中观察到的组织代入到结构更复杂的人体中。他的内镜观察包括在手术途中需要经过的那些组织部位：表皮、真皮、真皮下、浅筋膜、皮下组织、深筋膜、肌肉、肌腱、骨膜和骨头，以及在途中会遇到的神经、血管和瘢痕组织。当观察更细致时，他发现除了腱鞘外，这个滑移结构在身体的许多其他部位都很明显。外科的临床经验告诉我们，人类的身体是一种连续的结构，它不会分解成微观的部分。甘博图医生指出这种身体的连续性不是由细胞排列形成的（或者更准确地说，从前到后，从一边到另外一边）；相反，细胞外纤维跨越了距离促成这种连续性。通过甘博图医生运用的现有的内镜技术，而不是固定的二维解剖幻灯片，我们发现这些纤维不仅连接个体细胞，而且还构成了胞外三维空间。

正如解剖学学者雅普·范德瓦尔（Jaap van der Wal）在 2009 年的筋膜研究大会上指出的，我们对解剖学的看法仍受限于对概念的理解，他所列举的例子为大多数解剖书籍所采用。同时，提出在一个关节上分离韧带和肌肉，这些只是解剖手术刀下坏死组织的研究产物，并没有反映出活体的解剖情况。事实上，这在生理学上是不可能的，因为韧带必须随着关节两侧的骨骼在关节角上更紧密或更远而改变长度。通过筋膜解剖技术的近距离观察，范德瓦尔发现韧带和肌肉融合在肘关节周围一个独立的复杂结构里。

我接受过很多解剖训练，但我仍然难以参透甘博图完美的影像技术。他的视频录音特别具有动态性质，我们从中可以看到纤维移动、分离和交叉，在这些纤维定义的空间中呈现连续的变化。我在解剖学上的知识思维仍然抗拒这个概念：在我们眼前这些结构真的可以改变。而形态的改变分布在身体内在的许多部位。阿兰·格罗津斯基医生（Dr. Alan Grodzinsky）在 2007 年的筋膜研究大会上指出，包括蛋白聚糖在内的软骨组织看起来就像一把刷子，它只能从细胞中被挤出，并且必须以某种方式将自己聚集在细胞外，才能形成最终状态。在接下来的讲座中，弗雷德里克·格林内尔医生（Dr.Frederick Grinnell）展示成纤维细胞的形状如何从树枝状（在长臂周围）到层状（多面体，类似于甘博图医生描述的胞外形态）。海琳·朗之万医生（Dr. Helene Langevin）近来也刚刚验证了形态的变化如何通过组织伸展或针刺疗法中针的旋转来触发。

因此，如果蛋白质和其他生物分子在形成过程中发生了形状变化，细胞的形状根据周围的作用力发生改变，那么为什么细胞外基质是静止的？人们比较容易接受的一个说法是，从最初的组织重塑到最后的形成，细胞外基质只在伤口愈合过程中发生变化。我参与了罗尔夫·里德医生（Dr. Rolf Reed）在 2012 年筋膜研究大会的讲座，期间他提出了急性损伤后肿胀是一种积极过程这一说法。正常情况下细胞外基质中的吸水蛋白是被纤维所包围的，也从而导致其不能扩展。在受伤的情况下，这些纤维变得松弛，从毛细血管到组织的水流量在几分钟内增加 100 倍。但我仍拒绝承认这样的想法：当我们进行日常的活动时，这些纤维也会延长或收缩。毕竟，我是从尸体和书里学习解剖，这种观点在我之前的学习生涯中从未有过。

当甘博图医生分享多年的实践和学习知识时，我诚挚地邀请各位科学家和临床医生们以开放的心态仔细阅读后面的内容。多年的学习和思考，使得他能够通过接下来的各章节带领读者去了解组织的连续性；纤维结构的具体形式；机动性和适应性；细胞和纤维构造的关系；空间布局，以及瘢痕、炎症等具体方面的研究观察，也包括对手法治疗的反应和筋膜作为"结构"组织的概念。用书内附着的图片和视频观看理解很直观简单，但阅读起来却小有难度，因为这份材料没有在传统的临床医学训练体系里。然而，甘博图医生的发现，将会加快未来人类对临床和科技进步的探索。我对这样一位卓有成就的外科医生的毕生工作报以厚重的展望。

托马斯·芬德利

新泽西州，纽瓦克，2015 年 6 月

序二

我很荣幸受邀为《认识活体筋膜》这本书作序。这本书的作者是我的好朋友让－克劳德·甘博图，他用一个更科学的视角改变了我看待"结缔组织"的方式：使用带有高清晰度摄像头的内镜来探索皮下组织，并可以高倍放大。他用这个简单方法提出的伟大发现很是令人惊异。当然，他首先必须将这种探索方法融入日常进行的手术中。一旦他掌握了这项技术，便很欣喜地探索到全新的、科学界从未发表的关于**活体组织**的结构和功能。读者应该先花时间看看这些图片，然后再继续读这本精彩的书。我之所以说这本书"很精彩"，是因为读者会叹于本书所包含的图片数量之多及其所展现出的惊人的美，以及附着的详尽清晰的注解。甘博图对结缔组织的重大发现在于其作为"预应力网络"的结构功能，这恰好解释了它为器官之间提供弹性连接的作用。这种弹性是基于多面体微液泡（简称多微泡）可以"填充解剖空间"的功能，这种微液泡中含有压力下的液体组织。它解释了组织结构如何能够在机械运动停止后立即返回到初始形式。这是张拉系统的可视化证据，也在许多自然结构和人造结构中被发现，如钢筋混凝土。在这个网络中的纤维结构似乎是管状的，你可以看到气泡在其内部移动。至于这个网络的组织性，它是"分形的"，看起来似乎是混乱的，实际上它是结构化的，并不是真的混乱。

结缔组织是我们身体的"伟大的统一者"——一个巨大的细胞元社会，在我们的身体表层中运行。它在我们的器官之间建立了灵活和弹性连接，以不同和不兼容的形式填充空间。手术瘢痕可以说是一种灾难，因为瘢痕组织取代了结缔组织。结缔组织"定位"并支持微脉管——为我们体内最微妙的解剖学结构提供生命力，特别是肌腱。正是这种组织创造了神经血管束的连接通路，即巨大的体内循环通道，也为大型器官提供后勤支持，特别是大脑和四肢。根据甘博图的发现，这种组织解释了围绕肌腱的"滑移结构"的形成。结缔组织迄今未被发现或重视的作用便是赋予我们生物体的统一性。这一发现提高了对我们自己内部世界的认识，以及与宇宙其余部分的关系。以前我忽略了结缔组织的作用，甚至会不屑对待，能够重拾其重要性，还要感谢甘博图为提出这个新概念所做的工作。皮下结缔组织的弹性使表皮——我们身体的封皮给我们穿上一套皮肤，并建立和外部世界之间的边界。结缔组织可以抚平肿块，填充凹陷，在人类特别是女性的美中扮演着重要的作用。这种审美角色的重要性在缺乏的时候会变得明显。例如，由于极端严重的损伤，结缔组织会完全消失。没有它，就不会有美丽的绘画或雕塑。结缔组织**就是生命**，柔韧而紧绷的皮肤便是活力和青春的象征，而这很大程度上也依赖于结缔组织的健康功能。

克里斯托弗·哥伦布带我们发现新大陆，而甘博图则带我们进入了结缔组织的新世界，我诚挚邀请诸位一同去探索书中的世界，领略这本书里美妙的乐章。

阿德尔伯特·I·卡潘德基
法国，巴黎，2015 年 6 月

前言

这本书是我 20 年内在 1 000 多次手术经验积累下内镜研究的集合之作。它不是一个系统地描述各种器官的传统解剖资料，现在已经有无数这样的作品。这本书对活体组织的显微解剖结构和构造有不同的看法，展示了纤维网络在整个身体中的延伸。

以分享的精神，本书包含如下观点：

• 首先，分享我在做外科医生的工作中，探索人体组织时所观察到的图像之美。虽然我接触这些组织多年，但是从未真正见过在这本书里看到的那些画面。视频和数字新技术的应用使得这一趟进入活体组织的旅程成为可能。我想让其他人看到体内结缔组织的颜色、形状和构成，去欣赏大自然的鬼斧神工，以及身体结构之美。

• 我也想分享这个新近提出的关于人体的知识点以及它的功能性。我们已经详细地研究了其他活体生物的习性，例如红蚁或加拉帕戈斯鬣蜥。在研究这些生物的过程中积累了大量的知识，但对于人体的相应功能却鲜为人知。我想传播这方面的知识，使每个人都能从中受益，从一个新的角度更好地了解自己的身体。

• 纤维网络是整个组织的可持续性影响因素之一。理解这一重要观点使我们能够把自己的身体想象成一个"全局"结构，一个用各种元素构成的特定三维结构，虽然脆弱，但具有顽强的适应能力。这说明所有生物体都是拥有建筑性构造的，其作用远比简单的连接功能重要，这也是其本质所在。

• 我想与大家分享，也是比较令自己惊讶的一个观察结论——细胞实际上并不遍布整个身体，同时与形成人体并无关联。在半个多世纪的研究中被忽视的胞外世界和细胞世界一样重要。

• 我需要传达对长期被忽视的体内物理作用力的重要性的理解，这些力量将它们的法则施加于各个层面，并使空间和时间的复杂性不断演进。

• 我在进入一个分形和异常混乱的世界过程中经历了很大的难题，因为在此过程中我需要抛开既有的合理定律。我开始认识到，这种看似混乱的纤维紊乱，连同组织的可持续性，才真正确保生物体的能动性和效率性。秩序和相称的概念突然受到非线性和明显混沌的颠覆，这实际上却成就了适应性，使人体以最有效的方式进行自主构建。

• 最后，我想让其他人感受到这一探索的结果，它打破了我们在已有学术成果上的确定性，引领我们进入量子物理学、分形化和生物张拉整体的领域。自然无疑是脆弱和复杂的结合体，但它正在逐渐变得更容易理解。

也许看完这本书后，你会和我一样，用不同的眼光看待自己的身体和生活。我们对于人体构造的这种新的欣赏不应该被看作一场变革，而是要把它看成因为技术进步而促成的一种进步。

不可避免地，利用越来越高效的光学程序和其他新技术的观测，将进一步改变我们对所处的生物有机体世界的看法，动摇传统信仰。

我们仍只是在刚刚开始探索的阶段！

让－克劳德·甘博图

佩萨克，2015 年 5 月

致谢

首先感谢我妻子丹妮尔（Danielle）的耐心、宽容和有益的批评。

感谢我的麻醉师同事们接受我在手术过程中所付出的额外时间。

感谢在阿基坦地区手部外科协会（Institut Aquitain de la Main）所有共事的护士及工作人员。

感谢视频技术员的理解和贡献，特别是马克·博纳卡斯（Marc Bonnecaze）创建的网站：http://www.mb-videos.com）和沙利纳·库里沃（Charline Courivault，vendredimatin@hotmail.fr）。

前言及致谢

在这本书的构思、翻译和写作过程中，与甘博图医生共事是一项殊荣。2009年，我在阿姆斯特丹的第二届世界筋膜研究大会上第一次见到了让－克劳德。我参加大会的主要原因是去看他的新影片《皮肤之旅》（The Skin Excursion）。作为一个以英语为母语的人，借助在法国生活和工作的机会，我开始帮助他把他的影片翻译成英语。在2012年，他邀请我与他合作进行一个项目，写一本关于他研究成果的书。我在此中的参与始于书的结构和章节的布局发展。在翻译、重写和编辑文本的过程中，我与让－克劳德密切合作，以确保信息的精妙和细微之处不会在进程中丢失。

直到最近，解剖学研究仍主要在尸体上操作。相反，甘博图医生的调查是在一个活生生的人体内进行的，这预示着解剖学研究的前沿将是描述性解剖的回归。

在宏观和微观的视界之间没有界限，唯一的界限是由人类理解的局限所强加的。解剖学研究主要集中在宏观的解剖结构，随着显微镜的发明，转而集中在细胞上。让－克劳德·甘博图已经完善了内镜技术，这使他能够探索中间水平的观察——**介观水平**——宏观和微观世界之间的桥梁。他打开了一扇窗户，进入了人类解剖中大部分未被探索的世界。他发现，在所有组织的细胞外基质（ECM）中，存在一个连续的、布满全身的、由纤维和原纤维构成的多纤维网络，从皮肤表面延伸到骨膜。

也许最重要的信息是，在生物体的组织学连续体中并没有明显的分层。我们发现，整个身体是由一个庞大的、单一的张力网络构成的，里面交织着数十亿互联的多向纤维和原纤维。纤维交织和互联，创造了三维微液泡体积，甘博图医生将其命名为微液泡（microvacuoles）。这些是基本的构成单位——人体的构成"砖块"。他还研究了这些微液泡在运动过程中的行为——它们如何处理行动限制以及如何适应身体不同区域的特定功能需求。这可以从甘博图医生所说的滑移系统中看出，微液泡在运动中扮演着重要的角色。

永久性水合多纤维和多微泡网络实际上就组成了细胞外基质，作为一个全身范围的通信系统，其对人体所有的生理功能都是至关重要的。这本书中的图像显示了细胞与细胞外基质之间的密切关系。细胞需要一个支持的框架，这由多纤维网络提供。它们嵌入在这个纤维的网络工作中，遍及整个身体，并为细胞和器官的完整性提供结构支持。张力在整个身体系统中均有分布。细胞外基质和细胞骨架之间的联系可以通过整合素被很好地记录下来。每个细胞都与其他细胞相连接。詹姆斯·奥施曼（James Oschman）称其为"活基质"。当一个治疗师的手接触到人体，就会接触到一个紧密相连的网络，几乎所有的分子都在这个身体里。

张拉理论认为，在这个网络中，一个局部应用力将被传输到预应力纤维束。我们可以看到成群的细胞一起移动，被纤维网络的张力变化所扭曲，要么是由于组织上的直接牵引，要么是由皮肤的手动牵引引起。细胞不仅会变形，而且还会更聚拢或进一步分离。我相信，通过书中的图像了解细胞和纤维框架之间密切而又相互独立的关系，这对于手动治疗师而言无比重要。

甘博图医生精美的图像揭示了组织运动的复杂性和错综杂乱的细节。由互联的纤维形成的微液泡体积让我们联想到身体结构的三维属性。如果要充分理解躯体功能障碍的复杂模式，那么，在所有三维度中，手法治疗师都必须测试所有可能的组织移动参数。

这本书介绍了一个真正的"原创思想家"的工作，他拥有莫大的勇气和毅力，从不同的角度调查人体解剖和运动。他的创新研究证实了生物组织的全局性和连续性，也由此与手动治疗师和运动指导教师的工作密切相关。这项研究的治疗意义是广泛的，难以定性和量化。甘博图医生的工作挑战了传统视角下普遍认为组织层是独特、分离、分层的观点，并为我们从传统医学教科书中学习的还原主义解剖学观点提供了另一种模式。也是时候在细微细节上重新组装已被拆卸、分离、解剖和研究的组织。这还需要重新评估我们对人类形体的结构、空间结构的理解。

这本书最终提出了更多的问题，而不是在解读答案，但希望它可以作为进一步研究活体解剖领域的新基石。无论如何，解剖学的学生以及所有参与研究活体组织的治疗师，将会在这本书中发现大量关于结构和生物组织的新信息，以及甘博图医生提出的全局动态概念。

科林·阿姆斯特朗

法国，格兰，2015 年 5 月

致谢

我想感谢父母教导我独立思考，追随本心地工作，始终遵循自己的直觉。还要感谢我的妻子凯瑟琳（Catherine），感谢她的不懈支持和鼓励。

贡献者列表

约翰·F·巴尔内斯（John F Barnes PT，LMT）
执业物理治疗师
《肌筋膜释放》作者及国际讲师，
约翰·F·巴尼斯肌筋膜释放治疗中心暨研讨会主席
和首席物理治疗师，
美国，宾夕法尼亚州，莫尔文。

让－皮埃尔·巴拉尔（Jean-Pierre Barral，DO）
整骨医生
整骨疗法学士，欧洲骨病学院，
英国，肯特，梅德斯通。
骨科学学士，巴黎医学院整骨疗法和手法医疗系，
法国，巴黎。
巴拉尔内脏骨病研究所创始人和主任，
整骨疗法从业者，教师，作家。

里昂·蔡托（Leon Chaitow ND，DO）
自然疗法医师，整骨医生
国家注册整骨医生（英国），
英国威斯敏斯特大学名誉研究员，
《身体与运动疗法杂志》主编，
艾达·P·罗尔夫研究基金会（美国）董事，
美国筋膜学研究大会和筋膜研究学会成员及常务委员。

威廉·福里（Willem Fourie PT，MSc）
物理治疗师，理学硕士
物理治疗执业医师，
南非，鲁德普特。

泽格·格拉科维斯基（Serge Gracovetsky PhD）
理学博士
大不列颠哥伦比亚大学，加拿大。
工程学荣誉教授，康科迪亚大学，加拿大，蒙特利尔。

加濑建造（Kenzo Kase DC）
脊骨神经医师
执业脊椎指压治疗师及针灸师，
日本肌内效贴疗法创始人。

斯蒂芬·M·莱文（Stephen M Levin BS MD）
理学士，医学博士
以西结生物力学小组，美国，弗吉尼亚州，麦克莱恩。
临床助理教授，密歇根州立大学整骨学院，
美国，密歇根州（退休）。
兰辛临床助理教授，霍华德大学医学院，美国，华盛顿特区（退休）。

托尔斯滕·列姆（Torsten Liem DO，MSc Ost，MSc paed Ost）
整骨医生，整骨理学硕士
德国整骨疗法学校创建者及联合校长，
德国整骨研究所成员，
欧洲儿童骨病协会和综合形态学研究所管理委员会成员，
呼吸瑜伽的联合创始人。

托马斯·W·迈尔斯（Thomas W. Myers LMT）
执业物理治疗师
《解剖列车》（*The Anatomy Trains*）作者，
美国，沃波尔，缅因州。

詹姆斯·L·奥施曼（James L Oschman PhD）
理学博士
自然研究协会主席，
美国，新罕布什尔州，多佛。

罗伯特·施莱普（Robert Schleip PhD，MA）
理学博士，文科硕士
筋膜研究项目负责人，
乌尔姆大学应用生理学学院，乌尔姆。
欧洲罗尔芬协会研究总监，德国，慕尼黑。

如何使用本书

本书由许多不同的章节组成，并且有其独特的设计特点。为了帮助读者从使用材料中获得最大的价值和享受，在此先做以描述和解释。

本书包含近 400 张图片和图解，为了方便读者阅读本书，还拥有以下设计。

颜色编码——每个章节标题和背景设计使用不同的颜色，更容易找到章节的开头和结尾。颜色的设置可以通过目录列表看出。

术语汇编——读者可能不熟悉的单词都被收录在词汇表中。词汇表中定义的所有单词第一次出现在文本时以蓝色突出显示。

关键要点——这些高亮突出的论点特别重要，尤其是对于手法治疗从业者。它们被突出强调，如下所示：

> **关键要点**
> 微液泡系统的所有组成成分之间持续且长久的联系提供了构建组织和纤维状的框架，解释并确定了结构形态的概念。

红线问题——作者提出了一些通过他的观察所发现的关键问题。这些会在第 1 章末尾列出。而由文本引申出来的问题在其他单独的章节将被一一解答。问题在章末被突出强调，如下：

> **红线问题**
> 1.这个组织连续性是如何构成的，这些纤维是如何保证组织的凝聚的？它们是如何结合在一起构建一个结构形态的？

专家评论——一些在解剖、人体力学和手法治疗领域中的当代领先思想者和实践者已经被邀请在每章节末尾注以评论。这些评论可以在每章末尾找到，强调了章节内容与专家撰稿人的工作相关性。它们以方框的形式出现，以区别于正文。作者的名字展现在评论的开头，他们的名字和具体专业细节在本书开头的贡献者列表中已有给出。

插图及编号——这些都会在文中对应提到。它们根据在每章出现的位置进行编号，如图 1.1、图 1.2 等。

导论中插图的编号加前缀"Int"，如图 Int. 1、图 Int. 2 等。

结语中插图的编号加前缀"Aft"，如图 Aft. 1、图 Aft. 2 等。

在线视频——所有相关视频可以在线获得。你可以通过网址 www.endovivo.com/alf/ 获取，需要使用本书封面上的密码进行注册，才能启动视频轨道。

适应性目的论 Adaptational teleology
目的论是指将自然力量视为某种最终目标或目的的思路。达尔文认为物种内所有适应的价值都与具有特殊适应环境方式的物种成员的生存和繁殖有关。适应性目的论是指受适应环境影响的目的论。

脂肪细胞 Adipocytes
细胞内含有脂质的细胞。

树枝状 Arborescent
以树的形式存在。

生物张拉整体 Biotensegrity
张拉整体在生物有机体的应用。

混沌 Chaos
在数学上指决定论的、非线性的动态系统的不规则和不确定性行为。在本书，这个术语被用来描述那些明显无秩序，但是在根本秩序中有明显的随机模式的复杂系统。

共同进化 Coevolution
两种或者更多相互作用的物种一起进化的过程，每一个改变都会导致其他（一或多）的改变。

构成性 Constitutive
将事物组合在一起的能力。在这本书，这个术语指的是多纤维网络提供组织的存在形态。

整合素 Decorin
在细胞外基质中发现的小细胞或细胞外蛋白聚糖。这种蛋白质是结缔组织的一种成分，与Ⅰ型胶原纤维结合并对细胞外基质有聚合作用。

确定性 Deterministic
一个过程的行为结果完全由其初始状态的结构特征决定，并不是随机的。

撕裂 Dilaceration
分裂成更小的部分。

动态适应或适应性 Dynamic adaptation or adaptability
在不断变化的条件下，纤维网络的调节能力适应了内在运动的速度和性质，确保了纤维网络的完整性。

动态不可预测性 Dynamic unpredictability
系统的动态不可预测性指的是一种行为，尽管对系统的基本组成部分及其相互作用有透彻的了解，其最终结果是无法预测的。这一特性是系统大量自由度的结果，似乎是系统结构组成中固有的性质，而且是普遍的。

突现 Emergence
突现是一个过程，在这个过程中，较大的实体是由较小或更简单的实体之间的相互作用而产生的，而这些实体本身并不表现出与所产生的较大实体相同的属性。

内源性 Endogenous
源自身体内部。

肌内膜 Endomysium
表示"肌肉内的"，这是一个人为划分的将结缔组织组分，将肌肉分割成单一肌纤维。

肌外膜 Epimysium
表示"围绕肌肉的"，人为划分的包含整个肌肉的结缔组织。

神经外膜 Epineurium
表示"围绕神经的"，人为划分的包绕周围神经的结缔组织。

溢出 Extravasation
排泄物从血管中排出或流出，如从血管流入组织。

束 Fascicle
用于描述神经、肌肉或肌腱纤维集合成束。

分形化 Fractalization
一种自然现象，表现在每一个规模上重复的模式。如果重复的内容在每个规模上完全相同，则称为自相似模式（自相似性）。

糖胺聚糖链 GAG chains
糖胺聚糖或黏多糖是由长分枝的多糖组成的多重双糖单位。

全局动力学 Global dynamics
与全身有关的力量运动。

全局的 Global
与整个人体相关。

糖胺聚糖 Glycosaminoglycans（GAGs）
由多重二糖单位组成的线性多糖。与蛋白质一起形成蛋白多糖。

糖基化蛋白 Glycosylated proteins
糖基化是碳水化合物共价连接到目标蛋白的过程。它指的是将糖聚糖与蛋白质、脂质或者其他有机分子结合在一起的酶反应过程。

哈弗斯系统 Haversian system
围绕中央管即哈弗斯（骨）管的同心圆骨组织。骨组织的神经和血液供应通过哈弗斯管。

组织学 Histology
植物和动物的细胞和组织的微观解剖研究。

透明质酸（或透明质酸盐）Hyaluronan（hyaluronic acid or hyaluronate）
一种广泛分布于结缔组织中的阴离子、非硫酸化的糖胺聚糖。

内陷 Invagination
在自身或其他组织中纳入、包裹或插入一个结构。

致密层 Lamina densa
表皮和真皮之间的区域。

宏观 Macroscopic
用肉眼观察，不需要放大。

机械传导 Mechanotransduction
细胞将机械刺激转化为化学活性的许多机制。

机械传输 Mechanotransmission
机械刺激传输到所有的有机结构——细胞和纤维的物理传输。

巨型液泡 Megavacuole
多微泡系统受到反复机械作用时产生的功能性适应。

黑色素细胞 Melanocytes
脊椎动物的皮肤、毛发和羽毛的色素细胞。

介观 Mesoscopic
用肉眼观察，但需要放大（最多 3 倍）以获得更好的观察。
在这本书中，用来描述宏观和微观之间的观察水平。

微观 Microscopic
肉眼难以观察，但可以在标准显微镜下用 10~250 倍不等的放大率来观察。

微液泡 Microvacuole
微液泡是一个体积单位，存在于连续的纤维结构网络中，形成微观空间或微液泡体积。

形态动力学 Morphodynamic
这一术语介绍了将形态与底层移动架构连接起来的必要性的基础概念。

形态结构 Morphostructure
构成整体的内部性结构。

多纤维 Multifibrillar
由许多纤维组成。

多微泡 Multimicrovacuolar
由许多微液泡组成。

新生血管 Neovessel
新血管形成的微小血管。

不可积系统 Non-integrable
用来描述具有共同特性的系统——一种对初始条件的指数敏感依赖。要预测这种系统的未来行为是不可能的。

器官发生 Organogenesis
一个用来描述有机体器官发育的术语。

渗透压 Osmotic pressure
需要施加在溶液中以阻止水通过半透膜的压力。

腔壁的 Parietal
与解剖腔体的壁膜有关。

细胞周的 Pericellular
围绕在细胞周围。

肌束膜 Perimysium
一种传统人为细分，意为"围绕肌肉束"。在本书中，该术语不仅描述包裹肌肉，还用于描述形成纤维束。

神经束膜 Perineurium
一种传统人为细分，含义是"围绕神经纤维束"。

系统发育的 Phylogenetic
研究生物、物种和种群之间的进化关系。

多面体 Polyhedron（plural polyhedrons or polyhedra）
在初等几何学中，这是一个三维的实体。有平坦的面，以及直棱、尖锐的角或顶点。

蛋白多糖 Proteoglycans
糖基化程度很高的蛋白质。蛋白多糖的基本单元由一个核心蛋白组成，该蛋白具有一个或多个共价连接的糖胺聚糖链。

流变学的 Rheological
属于流变学范畴，是对物质流动和变形的研究，包括弹性、可塑性和黏性。

基底层 Stratum basale
表皮的最深层。

结构化 Structuring
任何事物要素的持有方式，有组织的、相互关联的，或以一种特定的方式组合在一起。

浅筋膜 Superficial fascia
皮下的纤维增强物。

张拉整体 Tensegrity
张拉结构是稳定支撑的集合和张力作用下的线性交互。它们维持完整性，因为其体系结构拥有在持续张力网络中压缩的独立组分。

趋向性 Tropism
在环境刺激的作用下，向某一特定方向移动的生物现象。

范德华力 van der Waals' force
以荷兰科学家约翰尼斯·迪德利克·范德瓦尔斯的名字命名。在物理化学中，这是分子之间的引力或排斥力之和，基于固体表面的性质，以次级键固定某些分子。

系带 Vinculum
（复数为 vincula）是一条含有微小结缔组织的带状组织，为肌腱提供血液的微型血管。

虚拟空间 Virtual space
出现在没有连接或组织上完全不连续的滑移系统的解剖学定义。比方说，子弹和枪管之间的空隙。

目录

导论

如今，电子内镜摄影技术的进步让我们能看到人体（活体）形态的结构成分。活体观察（图 Int. 1）展现了从尸体解剖或标本中难以识别的结构（图 Int. 2）。即使是最复杂的组织学技术也无法展现这些结构，但使用电子内镜观察活体组织，大量的纤维、原纤维和微纤在介观和微观层面都直观可见。这种连续的纤维网络似乎延伸到全身，这表明我们需要反思对生物的组织方式的理解。我们不能再把身体看作由结缔组织连接而成的、以细胞为基础的器官集合。相反，我们现在必须把它看作一个构成性的纤维框架，在这个框架中，器官只是局部的功能适应。具有特殊生理功能的细胞群在多纤维网络中组建，形成器官。这些细胞嵌入在纤维框架中并由其支持。这种基本的结构模式适用于所有器官，以及皮肤、脂肪、肌肉、骨骼、肌腱、神经和血管。

图 Int. 1
患者手术内镜检查时的肌旁纤维网（活体 – 实际大小）

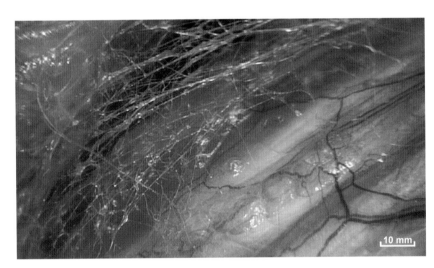

图 Int. 2
通过电子显微镜（体外 –10 倍镜）观察到失活和解离的肌旁纤维网（与 J. –P. 德拉热 <J. –P. Delage> 在法国国家健康与医学研究中心合作）

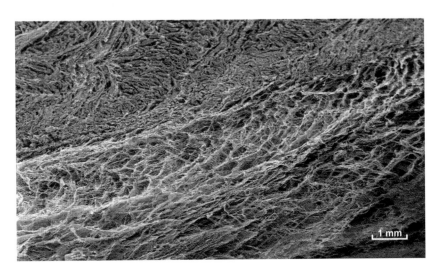

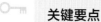

关键要点
这本书的目的之一是提出一个新的模型，来描述人体的结构框架和生物的基本结构——换句话说，想要提出一个新的结构本体论。

生命体的历史与组织构造

从各个时代追溯起

一切事物都有自己的形态。人类也有自己的形态。我们是被其他自然形态所包围的大体量生物，可以是活性的，也可以是惰性的。自古以来，形态一直是从外表来考量的，人们缺乏对结构化物质组织的质疑。

这可以解释为，由于技术的限制，我们无法密切地观察生物。结构主义者对生物的认识，从十九世纪末开始发展，由于同一时期光学观测技术的进步得以密切地跟进。

然而，生物的组成从一开始就吸引了人类去探究。几个世纪以来，这场辩论一直是哲学家和神学家的专属论题。十七世纪和十八世纪的启蒙时代标志着对这一问题学术辩论的开始。若弗鲁瓦·圣伊莱尔（Geoffroy Saint-Hilaire）是一位建立了"构图统一"原则的自然主义者，他试图说明连接有机实体不同部分和负责每个特定实体形态的关联性质。他通过对内容的研究，对形态进行了理性的解释。在十九世纪和二十世纪，对科学研究和技术进步的新兴趣改变了我们对形态的认知，在这一时期，我们进一步研究了其物理性和空间性这两方面。然而，这并不是一个简单的过程，也需要几个步骤。

达尔文引入了"适应性终结论"的概念，但或许更重要的是重申了人类属于动物世界的概念。达尔文提出的适应目的论不乏批判者。第一位是苏格兰生物学家兼数学家达西·温特沃斯·汤普森爵士（Sir D'Arcy Wentworth Tompson）。其在 1917 出版的《生长和形态》（*On Growth and Form*）一书中，首先提出了形态发生的科学解释，即植物和动物形成模式的过程。他声称，科学家忽视了一个基本因素，即对形态负责的物理力量，并且他们过分强调了进化作为生物形态和结构的唯一决定因素的重要性。

二十世纪末，细胞的发现和人类基因组的绘制提供了丰富的科学证据，人们很难在不参照遗传密码的情况下独立地思考形态。基因被认为可以控制和解释所有一切，包括形态和形态的发展。根据这个模型，形态应该是任何给定的有机实体中各种结构单元的空间邻接性的结果。有可能是这样的，但它并没有解释一切，也没有提供一个令人满意的解释，例如，形态是如何建立的，或它的运动是如何维持的。我们对形态的理解受到限制是因为缺乏了对其空间和构建方面的考虑。

形态是存在的，是结构化的，但它是如何构建的呢？细胞是唯一的基本结构单元吗，还是有其他可能呢？我们需要在受远古时代影响所累的哲学视野和提供信服解释的形而上学模型之间开辟一条新道路。

由于现代技术的发展，对活体组织的观察再次成为一种重要的科学研究方法，它的研究结果必须得到尊重。重要的是，我们要避免被一些理论所诱惑，这些理论可能在概念上很具有吸引力，但在现实中却是不准确的。因此，我们首先要描述可以通过内镜观察到什么，然后再试图弄清楚所看到的内容。

外科医生的观察

基础科学研究似乎已经舍弃了手术室。近几十年来，外科医生在生理和生物学领域的研究逐渐减少。现代外科医生往往只专注于他们作为医生和技术人员的角色，毕竟外科手术现在需要使用诸多复杂的设备。

可情况并不总是如此，过去，著名外科医生的名字常常与寻求科学知识的重要里程碑联系在一起。然而，现代科学研究已从手术室的结构解剖和介观观察转向对越来越小的结构的研究，这只能通过实验室的显微镜才能看到。出版的作品层出不穷，大量的信息在互联网上可以很容易获得。但是这种丰富的信息是分散的，科学家们很容易忽略这些知识更深远的含义。研究已经被划分开来，在不相关领域工作的科学家可能很难彼此相互理解，因为他们遵循的是不同的教育途径。被接受的真理可能看起来自相矛盾，即使它们实际上可能在不同的背景下指的是同一现象。现在我们需要把这些碎片重新组合起来，以眺望更大的前景。

与其他科学家相比，外科医生享有特权地位。他们是工匠，知道如何观察生命体，并且随着时间的积累，在他们的实践中会对生命体相当具有洞察力。他们直接接触到活的人体组织，而通过操作和观察这些所获得的知识对于他们来说是基本的，也是非常有价值的。当你看到动脉的搏动、肠环的蛇形运动，或肺泡的扩张，你就会看到生命多种形式的表达，并开始欣赏生物结构庞大的多样性。这一信息与实验室对大鼠或仓鼠组织样本的研究完全不同。这一点既不突出，也不逊色，而是相辅相成的，不能忽视。

外科手术探查的回归

最近，技术的进步和高清晰度电子视频图像的获取使外科医生能够比以前更近距离、更仔细地观察活体。现在外科医生可以获得与普通显微镜（40 倍）相同放大率的高清晰度图像。关键是，这些图像可以在活体内和原位获得。当然，电子显微镜可以在更大的放大率下探索人体结构，但这只能用于研究死亡组织的样本。这些样本是用各种机械程序和化学溶剂脱水制备的，显然不同于活体组织的观察。

然而，尽管有这些限制，光学显微镜和电子显微镜的观察都大大提高了我们对细胞的认识，促使科学家们在十九世纪做出重大发现。这些发现是不寻常的，因为人类发现自己和其他生物世界拥有一样的基本元素——细胞。细胞可能因物种不同而异，但它们有着共同的形状和形态，而且它们的功能也是相似的，是生物体必不可少的组成部分，因为其包含了基因信息的神奇记录——遗传密码。这可以根据新细胞的功能要求，对相同的细胞或分化的细胞进行繁殖。它们可以自我修复并分裂形成新的细胞。细胞几乎随处可见，并满足活体的所有功能要求。

二十世纪，生物学家进行的科学研究几乎完全集中在细胞上，对细胞及其组分的研究数量是巨大的。它体现了各国之间真正的团结一致，因为世界上所有的国家都在以某种方式参与其中。因此，现在细胞复杂的功能机制已经被完全理解。然而，细胞间的交换机制仍需进一步的研究，试图解释这些过程的假设往往相互矛盾。外科医生无法就这些假设发表他们的意见，因为这些想法是基于实验室的研究结果的，而实验室的研究条件与手术室观察活体组织时所遇到的情况完全不同。然而，当你在病人的活体组织中放置一个带有摄像头的内镜时，你的认知会发生变化，而那些基本的假设和"普遍接受的事实"似乎就不再那么可靠了。内镜技术使外科医生能够再次进入这个基本没有被探索过的世界，并扩展他们对活体组织的认知和理解。我相信，通过分享这些知识，我们将更多地了解身体功能在健康和疾病中的作用。

组织间内镜检查

我在 1995 年开始了对活体组织的研究，使用的是单装电荷耦合器相机的手术显微镜，它只呈现低分辨率的图像。2001 年，我开始使用一种用于关节镜检查的内镜。随后，在 2005 年，使用高清晰度技术的接触性内镜使我们能够将模糊、不清晰的照片转换成明亮、清晰的图像，为活体组织的真实结构和行为提供证据（图 Int. 3）。

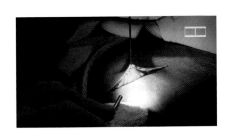

图 Int. 3
内镜在手术中的使用

这本书中的照片都是在事先安排的手术中拍摄的。当然，这种类型的手术内镜检查只能在患者同意的情况下使用。为拍摄而预留的时间限制在 30 分钟之内，这样手术小组的工作就不会受到干扰。这些手术用不用止血带都可以进行。止血带的使用提供了一个清晰的、不流血的领域，使我们可以进行详细的观察。然而，在这些条件下获得的图像相当暗淡，不能重现活组织鲜艳的颜色。在没有止血带的情况下拍摄会产生更生动的图像，但是这个过程会受到血液溢出的阻碍（图 Int. 4）。

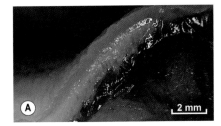
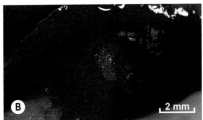

图 Int. 4
A 在手术时用止血带的皮肤横断面，没有流血（5 倍）
B 在手术过程中显示血液渗出的皮肤横断面（5 倍）

这本书的视频是用内镜拍摄的，它是由全高清相机、柔性光纤电缆、镜头和冷光源组合而成的（图 Int. 5）。

图 Int. 5
展示一种在手术内镜上的材料：配有全高清晰度照相机的内镜、带有冷光源的柔性光纤电缆和外科器械

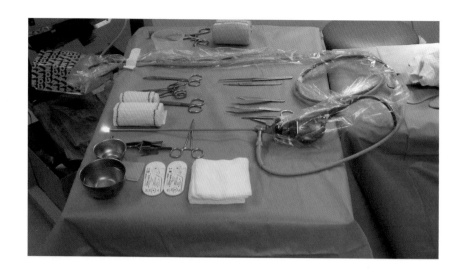

　　我使用 2.5 毫米或 4 毫米的镜头，它们具有可变的放大率和出色的聚焦能力，但拍摄区域的深度是十分有限的。摄像机沿着手术切口移动，视频可以在手术室的屏幕上实时观看（图 Int. 6）。多亏了这项新技术，我们现在可以获得准确度并发现以前从未获取到的细节。

图 Int. 6
在使用手术内镜期间，医生在手术室的屏幕上实时观看视频

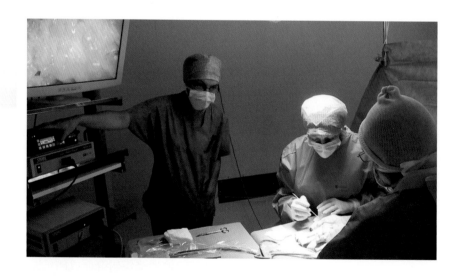

图像之美

　　当我第一次看到这些照片时，它们的美丽让我感到震撼（图 Int.7）。这就是促使我继续拍摄活体组织的原因。生命体是美丽的，你可以看到各种各样的颜色，如明亮的红色、深蓝色、浅黄色或金色、银色或珍珠白色、紫红色和紫色。

图 Int. 7
纤维和颜色的世界（10 倍）

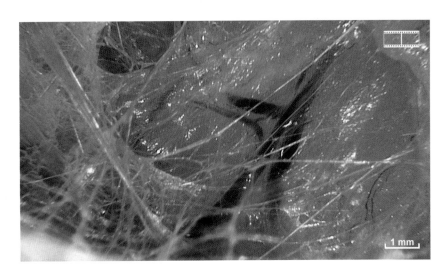

观察到的其他现象

　　另一个显著的特点是一旦做了手术切口，组织就会因液体渗出而变得湿润。如果没有止血带，就会立即出血，阻碍组织的观察。但即使使用充气止血带以获得一个清晰的无血画面，液体也会从伤口渗出，并沿切口两侧滴下。这就是基础组织永久水化的证据（图 Int. 8）。当你用刀子割穿任何含有液体的结构时都可以看到这种现象，例如用刀切开橘子的外皮。这种结构如果暴露在大气压下或在手术室灯光发出的热量下会迅速干缩，因而导致组织结构不再水化，并轻微地黏附在手术器械上。因此，在任何手术过程中都需要定期润湿组织结构。

图 Int. 8
结构会持续湿润，即使使用止血带也是如此（130 倍）

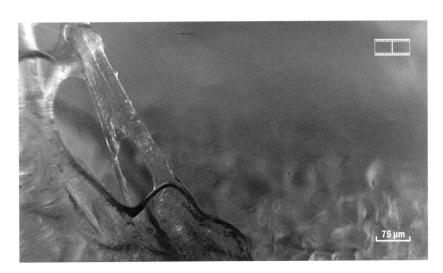

9

如图 Int. 9 所示，手术切口边缘自发分离，可见表皮扩张和内陷现象。这说明了另一种现象：表皮就像我们所有的身体结构一样，处于永久的内源性张力之下。

图 Int. 9
皮肤横断面展现了皮肤切口边缘的内陷和脂肪小叶在体腔内压作用下的突现（2倍）

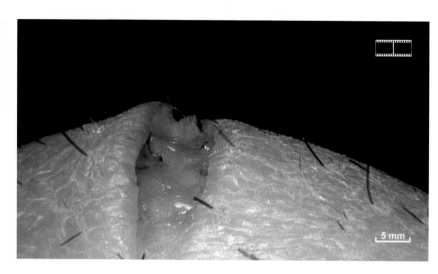

所有可用空间均被组织结构占用（图 Int. 10），再没有剩余的空间。你可以区分肌肉、动脉和静脉，但是有湿润的、透明的结缔组织包围着它们。这种结缔组织充满了解剖结构之间的空间。你无法区分解剖结构之间的"虚拟空间"，也看不到传统解剖学教科书中描述的手术平面。尽管生物含有不同的解剖结构，我们也可以通过解剖来分离它们，但活的有机体并不仅仅是各分离部分的聚合或组装。

关键要点
我们身体中的生命体是一个统一的整体。

图 Int. 10
身体里没有剩余的空间，所有可用的空间都已被占用（5倍）

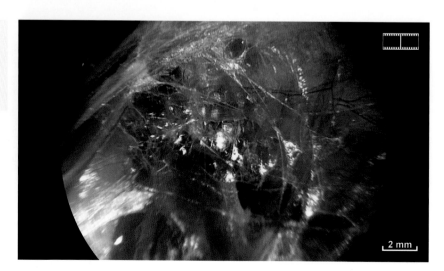

外科医生观察到在所有人类身上都适用大体解剖理论。人类的身体是从同一个蓝图构建的，所以，我们都有两只手臂和两条腿，我们的内脏也是以同样的方式分布的。然而，当你开始仔细观察解剖结构时，你会发现我们都是不同的。每个人的构成都是独一无二的。

探索之旅

作为一个有质疑精神的外科医生，这些观察并没有让我为即将要描述的东西做好准备。我只是想弄清楚肌腱是如何通过邻近的组织滑移的，这样我就可以开发一种技术程序来重建手指的屈肌腱。我的好奇心可能会因知道了结缔组织的存在而就此止步，它能使肌腱在肌腱鞘内滑移。我还学到了关于副神经、腹膜，以及包含内脏和膜鞘的虚拟空间的知识。经典解剖学书籍中对这些结构的描述提供了一个可靠且逻辑性较强的理论，用它来说明肌腱在鞘内的运动，但当我开始使用内镜观察活体组织时，我发现这是完全不准确且严重片面的。

因此，我开始密切关注关于结缔组织的研究，长期以来，关于结缔组织的研究一直被外科医生和解剖学家忽视。我惊讶地发现，它是由胶原纤维组成的网络，这些纤维以完全无序的方式排列，没有明显的逻辑顺序（图 Int. 11）。我本可以放弃试图理解这个组织的复杂构成的任务，但让我很感兴趣的是，它似乎能以非常精确和巧妙的方式确保相邻结构高效、独立的运动。明显的混乱和效率能共存吗？

我很快意识到，这种滑移系统在身体中无处不在，可以被认为是身体的主要框架。后来我将它命名为微液胶原吸引系统（MVCAS）。我在早期解剖时注意到了这一点。当时，我不明白自己看到了什么。既有的合乎逻辑且实用的笛卡尔思想（Cartesian mind）对这一发现毫无准备。

目前，你将要阅读的是多年来对活体组织进行科学观察的结果。任何从事内镜手术的外科医生都可以验证这些结果。滑移系统，它能够在活体组织中相邻的解剖结构之间运动，并且它是以这种混乱的方式组织起来的。我们必须设法了解它是如何运作的。只有这样，我们才能进行相关解释。

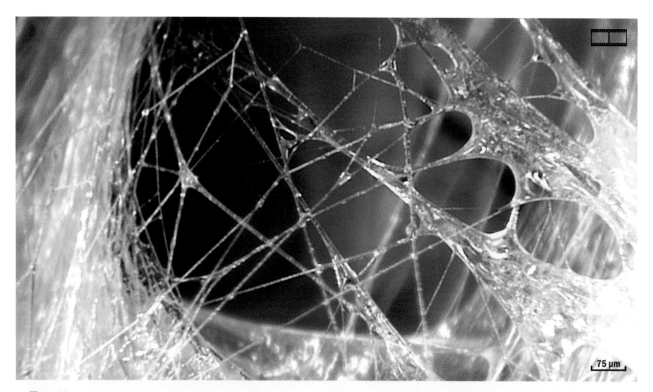

图 Int. 11

一种典型的纤维网络，纤维以完全无序的方式排列（130 倍）

组织的连续性

1

概述

　　第一次使用内镜，便可观察到所有的器官组织似乎都是相互连接的。需要强调的是，提供这种连接的不是细胞，而是大量的纤维、原纤维和微原纤维。人们逐渐意识到，人体是由从宏观到微观，从表面到深层的各层次纤维网络连接形成。这个纤维网络在塑造人体的物质层面起着重要的作用。决定人体形态的并不仅仅是细胞，细胞可以自我形成并被细胞外组织包裹，细胞外组织进而形成人体结构。

组织弹性的早期理论

　　当我们推拿、拉伸或捏提皮肤时，会觉得有牵引阻力，但皮肤并不会撕裂。当我们放手，它似乎有记忆似的返回到其初始位置（图1.1）。手法治疗师施加压力时这些组织会立即做出反应，然后返回到初始状态以维持身体的整体形状。人体恢复和保持其完整性的能力是很重要的，但它的意义常常被忽视。

图1.1

A 当你捏提皮肤时，你会感到牵引阻力，直到阻力大到无法再捏提

B-D 当你放手时，皮肤似乎像是有组织记忆一样，慢慢地向它的初始位置恢复

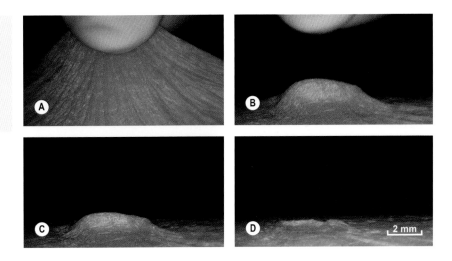

　　过去，医生用**弹性**、**柔韧性**和**可塑性**来描述这种现象，但没有提供生理学上令人满意的解释。在二十世纪，解剖教材的作者们试图用强有力的机械观点来解释这种现象，这种机械观点喻指虚拟空间（图1.2）和组织分层的概念。当时，人们认为结缔组织仅仅是作为填充物，或是填充于器官之间，促进解剖结构之间的滑移，并为骨骼、肌肉和神经等结构提供联系的物质。描述解剖学也在那个时候终止。之后，显微镜时代到来，学者们利用光学、电子、边缘连接、扫描和传输技术从一种特有的水平来探测人体组织——细胞。

图 1.2
虚拟空间
A 和 B 是一种复杂现象的简单模型，
它将解剖结构的滑移运动与枪
管中子弹的移动进行了比较

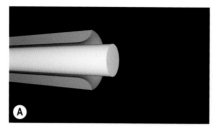 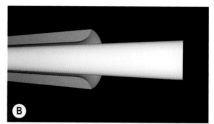

术前组织间的内镜检查引发新模式

组织间内镜手术改变了我们对人体解剖学的认识。内镜检查给我们
生动地展示了活体组织的图像。我们现在可以研究鲜活的和运动状态的
人体组织结构，而不是静态的尸体形态。

现今，在手术过程中，我们可以在三个不同放大倍数水平上研究活
体组织。

- 宏观层面：用肉眼观察，正如下图的活体解剖（图 1.3 ）。

图 1.3
在宏观层面上解剖前臂的前表面
（无放大）

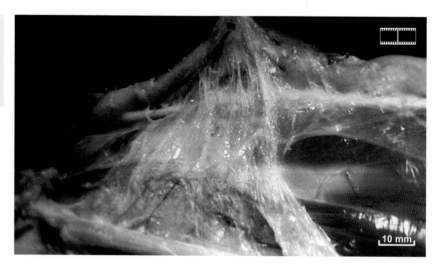

10 mm

- 介观层面：肉眼观察，但需要放大以更好地显示，如图 1.4 是放
  大 2 倍的活体解剖观察案例。
- 微观层面：结构微小，肉眼难以观察，但在标准的显微镜下可
  以足够大地显示；如图 1.5 和 1.6 是皮下组织放大 10 和 40 倍的
  画面。

关键要点
在介观层面上，首先观察到的是组织的连续性（图1.7 ）。

图 1.4
介观层面，前臂前表面的皮下解剖结构（2 倍）

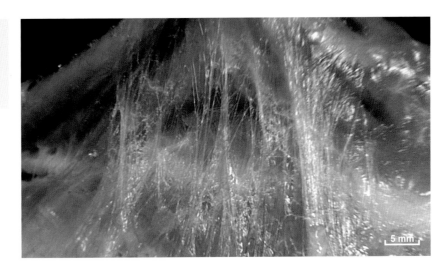

图 1.5
微观层面，前臂前表面的皮下解剖结构（10 倍）

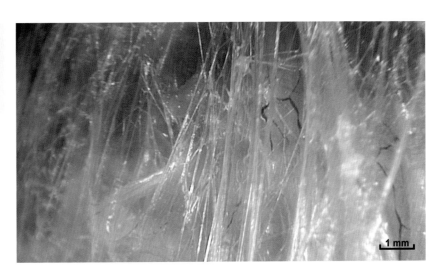

图 1.6
微观层面，前臂前表面的皮下解剖结构（40 倍）

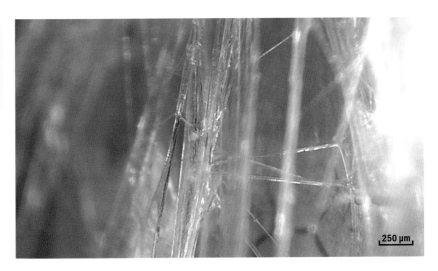

图 1.7

我们对皮下世界的第一印象是没有明显的秩序，但皮下组织存在构成性（20 倍）

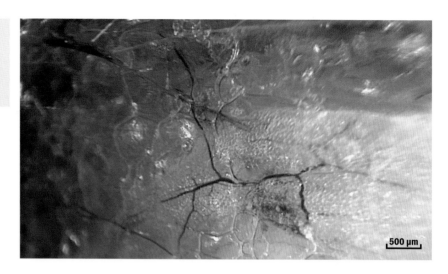

讨论组织的构成性这个概念看起来似乎很奇怪，但在过去，解剖学家倾向将人体分割。然而，正如我们看到的，结缔组织在人体中扮演的角色与以往所知相比要复杂和重要得多。

大体解剖结论

组织连续性：无分层、无空余空间

肉眼观察时，结缔组织开始看起来是相当一致的，对解剖学家来说价值很小。但随着镜头慢慢接近不同肌肉群之间，一个真正的相互交织的纤维让我们叹为观止，这些纤维构搭建起所有组织的连续性。术中解剖可见，这些图像闪闪发光，像是闪烁移动的镜子，发出短暂的光——这处消失，那处又亮起（图 1.8）。这些反光是什么？它们是如何产生的？为什么它们存在于肌肉和皮下之间？

在手术过程中，往往没有意识到这一点，外科医生需要分开、撕

图 1.8

随处可见的纤维（65 倍）

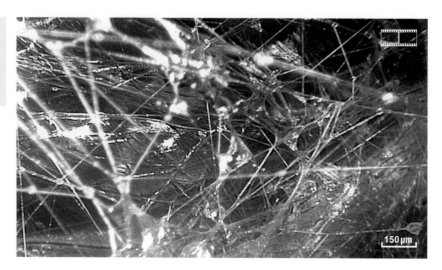

裂、破坏这些混合结构，这些结构似乎不太可能是器官的一部分，往往阻碍术中暴露。为了暴露手术视野，外科医生必须创造一条通路，在这个过程中需要突破这种密集的、异质的纤维，这些纤维似乎包围和包裹着所有的内部器官，把它们连接在一起。这种连续的纤维存在于全身的所有空间，我们通常称之为结缔组织。重要的是，这种所谓的结缔组织存在于身体各处，将不同的结构从肌肉深处连接到皮肤表面。

关键要点
结缔组织网络遍布整个身体，从宏观到微观层面，提供了纤维和组织的连续性。

这种在全身纤维网络的连续性符合许多手动治疗师把握整体的观点。与传统教学相反，我们现在发现，没有组织之间相互滑移的空间分层。身体内结缔组织的全局性是显而易见的。但这种组织是否仅是**结缔**功能呢？这真的是它唯一的角色吗？

纤维连续性：细胞外世界的存在形态

细胞并不是到处都存在

对细胞作为基本形态单元以及对其在蛋白质生成中作用的认识是人类历史上的重要发现。形状是由细胞团决定的，无论是脂肪细胞、成肌细胞还是骨细胞。肝脏、甲状腺和骨骼都是致密的细胞团结构，各有其特定的功能。然而，构成这些器官的细胞元素，虽然不可或缺，但器官

关键要点
细胞不负责组织的连续性（图1.9）。

图 1.9
图中的确存在细胞，但它们太过分散，其数量和体积不足以对器官组织的形态产生任何影响（100 倍）

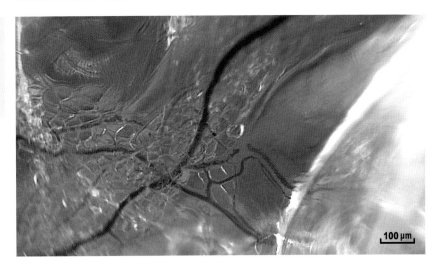

100 μm

形态并不全由细胞决定。有时，细胞过于分散，不足以影响解剖结构的形态。

细胞对外界条件敏感，需要某种结构支撑才能存活并发挥作用。它不是孤立存在的。

对细胞的研究已经引起了科学领域的广泛关注，调动了大量的资源，但胞外世界在很大程度上尚未被探索。实际上，它都是一片科学沙漠。如果我们只通过显微镜来研究细胞，就有可能忽略细胞周围结构。

虽然身体的某些区域可能完全没有细胞，但对于胞外物质却不能同样认为（图 1.10）。对于如此丰富的组织，令人惊讶的是，在大多数解剖学和组织学教科书中，它仅仅表示为肥大细胞和成纤维细胞之间的几条胶原纤维或弹性蛋白纤维（图 1.11）。为什么要用这么简单的方式来说明呢？如果它是如此简单，为什么有不同的术语来描述它，如**结缔组织**、**细胞外基质**、**基质**或**胞间隙**？

图 1.10
在某些区域，细胞几乎完全没有，就像本例所示。然而，纤维物质总是存在（65 倍）

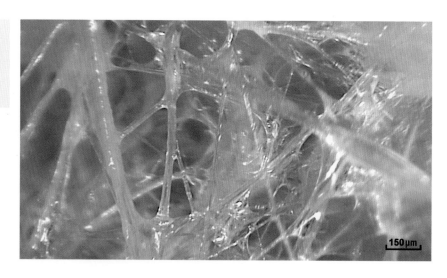

150 μm

图 1.11
如今大多数解剖学和组织学教科书中所展现的细胞外基质的典型代表

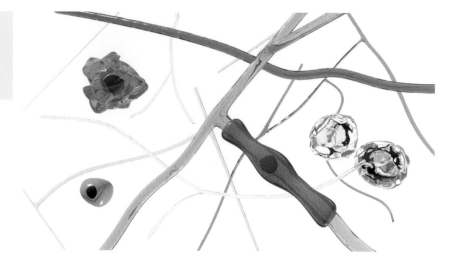

我们的观察表明，细胞外纤维世界非常重要，它纷繁复杂，包罗万象。它包绕细胞，提供并维持细胞的形状和形态，但它只能在活体的状态下被充分观察和研究。因此，我们需要对活体进行研究。也正因如此，我们一直在使用视频内镜来研究患者的活体组织。

那么这个胞外世界呢？在活体中观察，细胞外纤维无处不在的本质显而易见，因此，现在也是时候来探索和理解它的存在意义了。

结构连续性：纤维交织和微液泡体积

微液泡的概念

切开皮肤后，如果你在切口的两边用小钩子向上拉轻，结构单元开始堆积在一起，过会儿便逐渐展开（图 1.12）。记住，肉眼几乎是看不到它们，因此，只有在使用高倍镜进行近距离观察时，它们才会变得明显。

图 1.12
在高倍镜下观察皮肤向上牵引的过程中皮下纤维的展开（20倍）

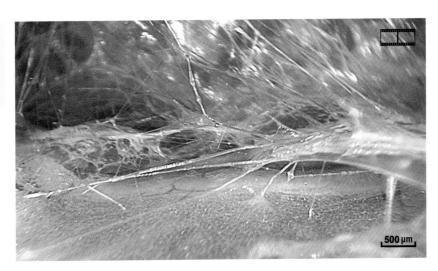

500 μm

这些结构单元是扁平的，但通过它们相互叠加，产生了体积，并参与了形态的构成。因此，我们通常认为皮肤下细胞以规则的方式排列的假设是错误的。

关键要点
人体内有许多没有细胞的空间，但它们不是完全空白的空间。

事实上，这些空间内充满了明显的均匀组织，呈现出不同颜色和不规则的几何形状（图 1.13）。把活体组织放大 10~60 倍观察，可以看见一个网套，一个基于多面体重复编织的网络结构，这种多面体我称之为

图 1.13
通过没有明显顺序的纤维交织而产生的颜色和结构网络，表现出多样性与均匀性
（65 倍）

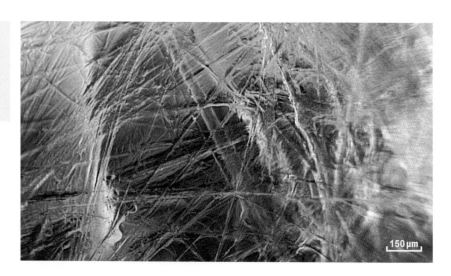

150 μm

微液泡。微液泡是在纤维交叉的空间产生的量积。我选择"微液泡"这个名字来强调这个空间的概念，这是一个没有被细胞占据的空间体积。我不用"微泡"这个词，因为它太像肺泡或蜂窝结构，而这些结构的特征通常呈现一个非常规则的几何结构。

关键要点
微液泡是存在于一个连续的结构网络中的体积单位，它由包围微观空间或微液泡体积的相交纤维组成。

　　微液泡的形状是"多面体 – 完全不规则"的，但是很简单（图 1.14）。每个微液泡都有自己的形态，没有两个完全相同。纤维向四面八方伸展，令人惊讶的是，它们并没有预先确定的模式；排列也没有明显的逻辑。它们相互联系，相互作用。纤维的直径只有几微米，长

图 1.14
微液泡：形成不规则多面体体积单位的纤维在三维空间的交点（130 倍）

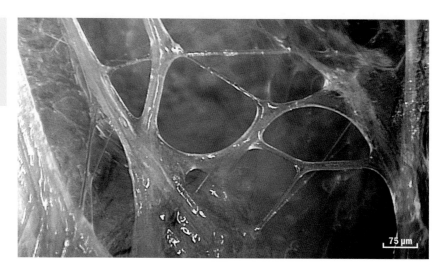

75 μm

度变化极大，厚度不规则，呈现出无序和混乱的外观——纵横交错的茎状图（图 1.15）。

图 1.15
多微体积由微液泡的连续体构成，并且他们在原纤维的厚度、颜色和尺寸上继续显示出无尽的多样性（130 倍）

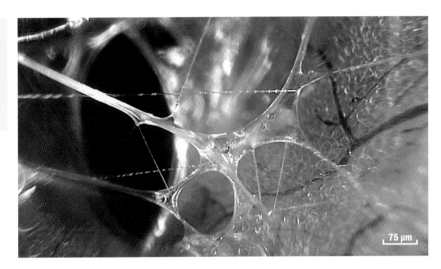

必须强调的是，细胞外的物质更倾向于不规则的多面体。这些多面体形状简单，但主要是三角形、四边形、五边形或六边形。它们很少有更复杂的形状。大量观察都是这种结果。

多样性无处不在。我们观察到或长或短的纤维，它们是垂直的、斜的或横向的，紧密地相连或相隔很远，并且密度不同。这种形态，一些生物学家称之为混沌，显示了另一个特征——不规则网络的分形化。诚然，这有点令人惊讶，也令人困惑，因为它与传统教学所定义的内容相矛盾。然而，这是一个不可否认的事实，不容忽视。在大的微液泡中发现类似设计的较小的结构，它们像俄罗斯套娃一样合为一体。

关键要点
结缔组织的多纤维和多微泡结构，在身体中到处可见，本质上是一个不规则的分形组织（图1.16）。

图 1.16
随处可见的多样性（130 倍）

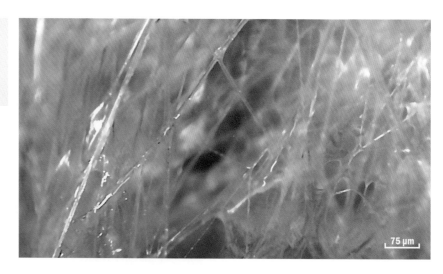

75 µm

微液泡是人体构成框架的基本形态单元吗？这种大致的印象需要有说服力的证据，只有通过详细的解剖学研究才能获得。

精细解剖结论

为了便于理解，我们采用了从表皮、真皮到皮下和皮下组织，以及更深层次的结构，如腱膜、肌腱、肌肉和骨骼的组织分层与解剖结构的标准分类和排列。页面左侧是从皮肤表面延伸到骨膜的肌纤维网络连续性的简化图示。但人体中并没有分层的组织，也没有分离层。

皮肤

身体内部结构的外部极限分界是皮肤。皮肤分隔了两个世界。它是他人与自身之间的边界，是人体与周围环境之间的边界。

通过解剖学家、临床医生和科学家的工作，我们已经获得了很多关于皮肤的知识。对皮肤作为自我和环境之间的边界的认识，激发了诗人、艺术家和哲学家的灵感。最近，科学家、解剖学家和临床医生更详细地研究了皮肤的形态和功能，从而使它的组分有了更清晰的认识。但是，尽管对皮肤的结构和组成的认识已经很清楚，以下问题仍然存在。

- 皮肤是如何**移动**的？
- 在运动过程中，其所有组成部分是如何相互适应并相互联系的？

我们首先观察到的是皮肤表面形态的广泛变化。有趣的是，皮肤表面形态在同一个人身上还会表现出许多形式，所有这些都是相同的基本多面体模式的变化。这个模式是由构成表皮的三维多面体结构的可见外部表面形成的，我们将在下一小节中进一步学习这个内容。

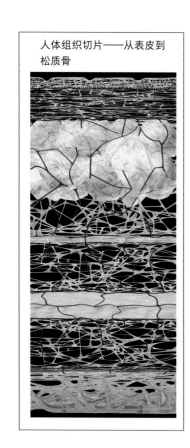

人体组织切片——从表皮到松质骨

皮肤表面组分可能类似于方形，也可能是平行的圆柱状，有时凸起的皮脊形状会使我们想起沙丘，看上去甚至像波浪的菱形面板。年轻时皮肤红润，随着年龄的增长皮肤会下垂，也会随着天气的变化而起皱纹，或者当人们减肥时变得更薄。我们可以看到皮肤伴随人的活动做出相应的变化，如体力劳动者的手掌或慢跑者脚底皮肤的变化。变化也可以是由内在的影响而产生的，例如，在皮肤病中看到的特征性深沟，或者妊娠纹——妊娠期间出现的皮肤断裂（图 1.17）。

皮肤的形态可能会有很大的变化，但它总是被编织成一个多面体形状的框架。它们是简单的、基本的、不规则的，但很少在解剖学文献中描述。这些观察提出了更多的问题。

• 为什么皮肤表面由多面体形状组成？

• 为什么皮肤表面不完全光滑？

图 1.17
身体不同部位的皮肤图案（5 倍）
A 肩膀
B 手掌
C 指腹
D 腹部（妊娠纹）
E 大腿
F 脚底
G 年轻的皮肤
H 老化皮肤

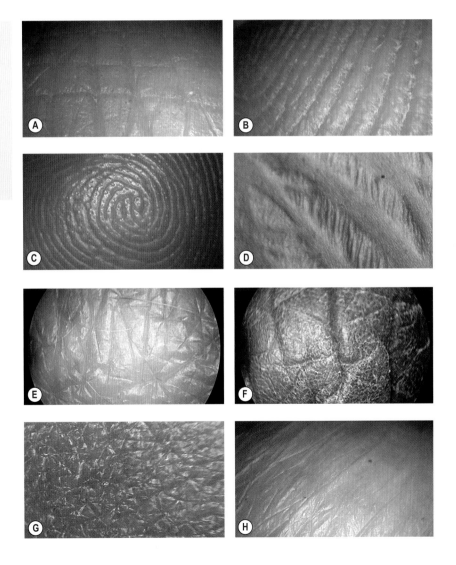

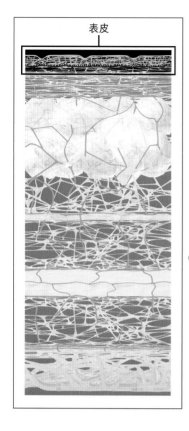

表皮

表皮

表皮上有小的多面体印迹，这些印迹各不相同并且形状不规则，但限于三、四或五面体形。每边长约 500 微米，多面体之间的线宽约 50 微米。相邻多面体各不相同，而且它们的分布非常不规则。这些多面体可在三维空间运动（图 1.18），当它们移动时，我们可以看到变化，甚至在表面就可以观察到，这表明它们的组织可能是分形的：一个多面体适应于另一个多面体，而每个小多面体则在更大的多面体内与相邻多面体之间相互调整（图 1.19）。

> **关键要点**
> **皮肤表面似乎是不规则的复杂镶嵌图案。**

当皮肤在日常活动中伸展和皱起时，这些小多面体就会移动。它们的形状和外观发生变化，当力量消失时，它们又回到了最初的状态。日常生活中的每一个动作都会引起皮肤这些不可察觉的、不被注意到的变化。然而，在更近的观察中，我们可以看到力线由垂直变为水平，然后变得模糊，之后又重新出现，这取决于施加在皮肤上的力度。

图 1.18
皮肤表面在三维空间是可延展的（65 倍）

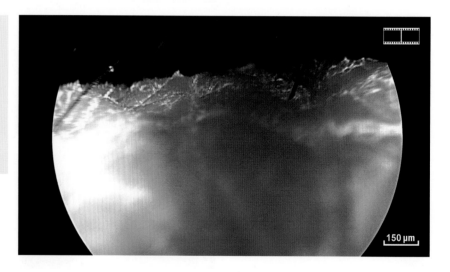

150 μm

当我们把操作的显微镜拉近时，这种多样性就变得更令人印象深刻了。然而，还是很难拍到更清晰的照片，因为视野的深度减小了，患者体内由于呼吸和休息时的脉动而产生的细微运动被放大了。

图 1.19

A 皮肤表面的不规则多面体
（40 倍）

B 放大后，我们看到较大的多
面体内部又存在相同的不规
则多面体（65 倍）

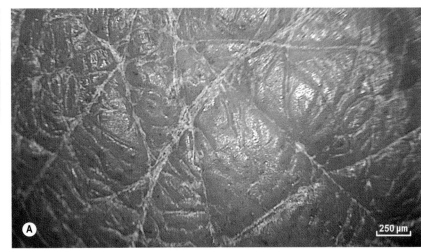

250 µm

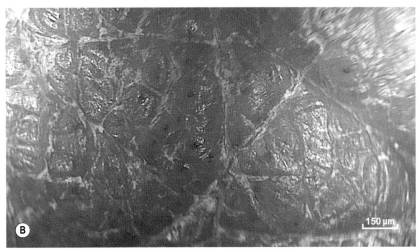

150 µm

尽管如此，通过仔细观察，我们可以在慢动作播放视频时，特别是在高倍放大率中，看到这些变化（图 1.20）。对施加的物理力的约束反应是明显的。此外，在每个多面体内部，我们可以观察到其他亚单元具

图 1.20

在它们的静止位置和施加的机械约束的末端之间，皮肤表面的多面体改变了形状，并且出现新的力线（100 倍）

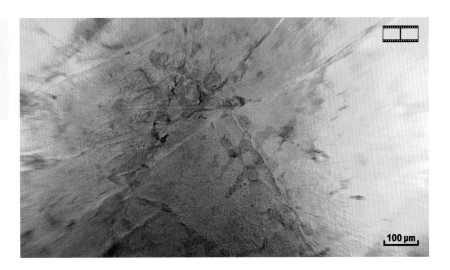

100 µm

有不同的尺寸和形态，这些亚单元一直处于不活跃状态，直到张力压倒纤维并最终形成它们的形状。在相邻多面体边界之间的沟纹沿应力方向排列，这些沟纹构成力线。

如果我们仔细观察，当牵引力作用于多面体时，我们看到分开它们的沟纹行随着形状的变化而分散开来。这些多面体之间的沟纹可以变宽或缩短，而相邻的多面体往往相互重叠（图 1.21）。这是一个具有适应性和变革能力的整体系统的证据。然而，一旦该约束力消除，表皮的系统就会返回到它的原始配置，就像记忆回弹一样，并且具有精确度。系统内的一切都是一致的和连贯的。这可能是由于分形化促进了对机械压力的分散。

图 1.21
皮肤表面多面体显示了个体运动。它们相互碰撞，彼此移动，消失并重新出现，它们的边界会发生移动和变化（100 倍）

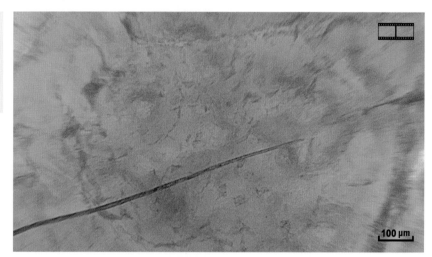

这种基于分形组织的动态行为是一种奇妙的现象，将在第 5 章中进一步描述。在皱纹沟壑特别明显的区域，如手掌的皮肤，可以很容易观察到这种现象（图 1.22）。

图 1.22
较小的多面体在大多面体内移动。这种现象被称为"聚集化"（65 倍）

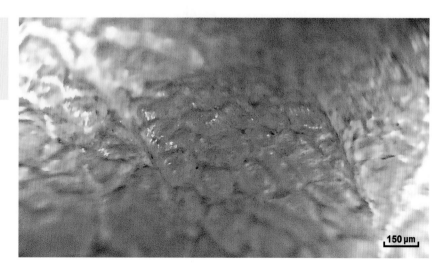

多面体的运动灵活性、表面力学改变形态和方向的能力，以及约束线的意外出现，表明皮肤表面与表皮深部之间存在着物理联系。

图 1.23 显示了活体皮肤的横断面，该照片是通过与组织直接接触的内镜拍摄的。表皮的结构和我们所设想的一样，也就是说，由纤维组成，沿着轴向汇合的力线，从皮肤表面到真皮的方向大致是垂直的。表皮多面体沟底与基底膜表面凹陷有密切关系。当表皮**角质层**的沟纹不太明显时，下垫层，包括**颗粒层**、**棘层**和**基底层**，被重塑为非突出的拱形。当表皮角质层的表面被深沟化时，下垫层的这种重塑就更加明显。

图 1.23

A　多面体之间的沟纹与不规则的力线相对应，它们或多或少是垂直的，产生于表皮和真皮（100 倍）

B　表皮表面的结构似乎是由真皮深处的结构所决定的。这些力线可以在表皮的横截面上看到（100 倍）

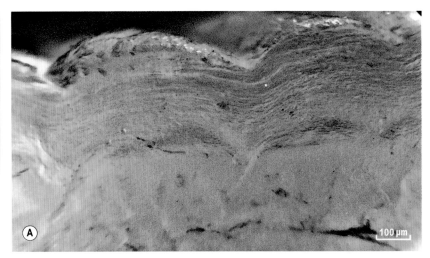

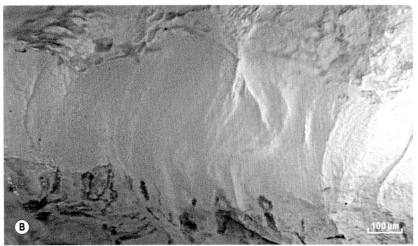

关键要点
表皮是一种紧密的纤维 ~~形态动力~~ 结构（图1.24）。

图 1.24
纤维网络如何形成表皮细胞嵌套的图示（130 倍）

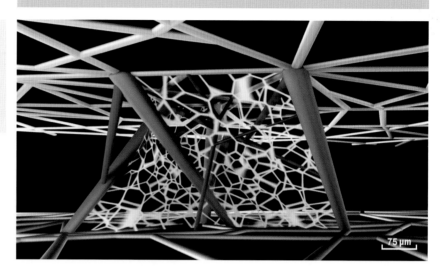

75 μm

表皮不像光滑的瓷砖地板，而更像是一个混乱的马赛克结构。这种皮肤结构并不是惰性的。表皮具有活性并处于压力状态下，含有分形并且不规则分布的纤维。它总是可以恢复到原来的位置，有着完美的组织记忆性。

真皮

切穿表皮和部分真皮能够证实我们最初的观察。在真皮深处，我们发现微纤维穿透并渗透到真皮的基质中，对真皮的形状产生影响。我们称这些结构为微纤维，因为它们仅在 10 倍放大镜下才可见（图 1.25）。

真皮

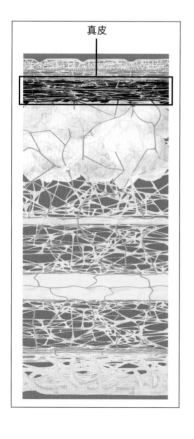

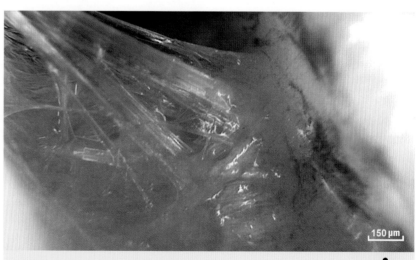

150 μm

图 1.25
这些纤维来自皮下，并深入真皮网状层（65 倍）

这些微纤维是如何根植于皮下组织的深处，在皮肤表面产生不规则多面体的呢？

关键要点
皮肤表面和深层结构之间存在着可识别的物理联系，这种联系使皮肤具有灵活性。

在表皮和真皮的某些横断面上，你可以清楚地看到穿过真皮、基底膜和表皮的纤维，并延伸到表皮多面体之间的沟纹中。微纤维穿过致密层和基底层，形成表皮及其表面（图 1.26）。这一物理联系可以清楚地从照片上看到，但表皮与真皮最上层、乳突真皮层之间的相互关系比预期的要复杂得多。表皮深部与乳突真皮层之间存在一些毛细血管网。

图 1.26

A 和 B　真皮和表皮的横截面，显示纤维沿垂直方向穿过真皮和表皮，进一步显示出连续性，暗示着复杂的相互关系（100倍和 130 倍）

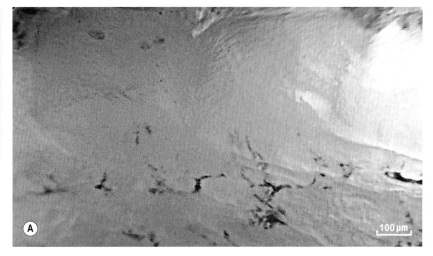

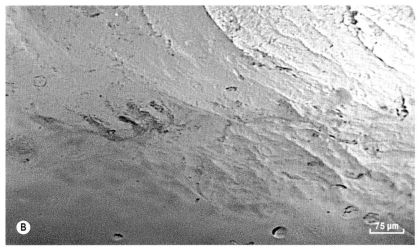

如果除去表皮，我们会发现真皮表面的多面体和沟纹在外观上与表皮相似，但不完全相同。因为它们都是不规则的、斜轴间的三维结构（图 1.27）。

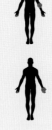

图 1.27

A 指尖创伤后的真皮表面，与表皮浆面相似（40 倍）

B 40 倍下的真皮表面离体标本（来自 J. P. 德拉热 < J. P. Delage> ）

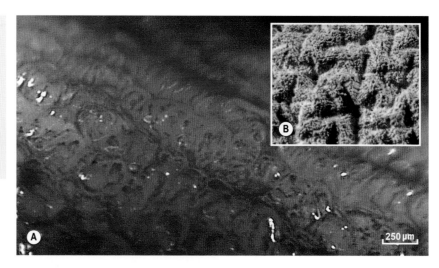

我们的观察表明，沟纹在皮肤表面的印迹不超过 2 毫米。看来，在比这更深的部位，细胞外基质的形状更加不同，也更不规则。

血管和神经通过一个垂直、水平和倾斜的网络系统合成一体，最终形成乳突状脊的血管环，这个结构无处不在，这些血管环在形状上也有很大的变化（图 1.28）。

图 1.28

A 一种乳突状血管，由真皮的血管组成（100 倍）

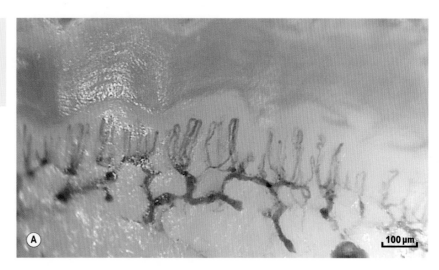

在这个流动性很大的人体世界里，最让我们印象深刻的是表皮和真皮的普遍柔韧性，它们可以折叠和人工操作，彼此之间没有分层和分离（图 1.29A）。

图 1.28

B 表皮细胞和血管环在纤维结构中的
结合

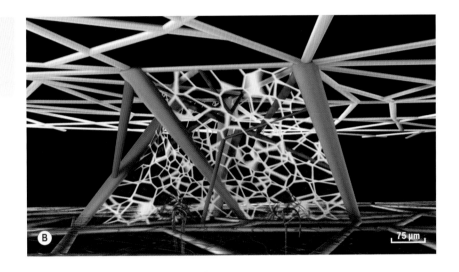

真皮的运动与表皮的运动是连续的，在这个相互交织的迷宫中，神经、血管与纤维网络共存（图 1.29B）。

图 1.29

A 展现出的表皮和真皮的
弹性是惊人的，密集、
不规则的纤维状组织和
连接否定了组织是单独
分层的观点（100 倍）

B 真皮可移动性的假设
（65 倍）

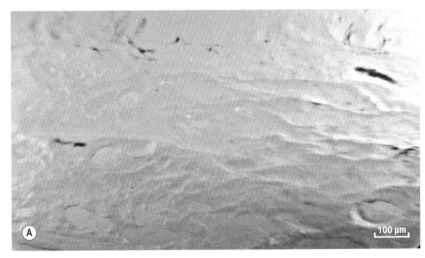

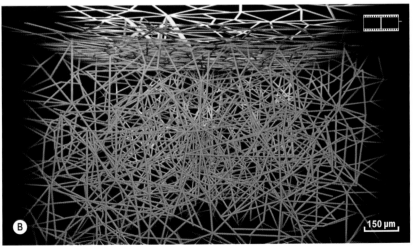

在真皮网状层的深处镶嵌着脂肪小叶，它们在纤维网络中相互保持着完全的物理连续性。请注意，表皮、真皮或真皮下之间没有分层或分离的组织层。

让我们继续探索。

真皮下

一旦使真皮和表皮交叠，皮下结构的移动性明显增强。张力下的脂肪小叶在浅静脉之间迅速凸出，在内部压力的影响下，于真皮网状层的切片边缘之间像明亮的黄色冰山一样出现（图 1.30）。

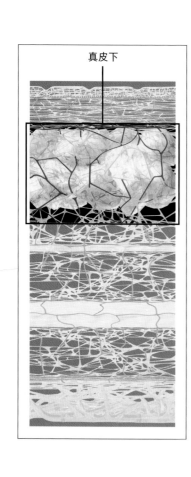

真皮下

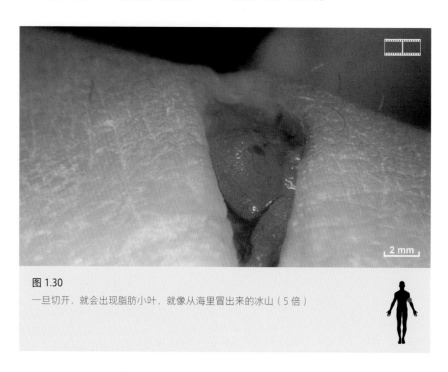

图 1.30
一旦切开，就会出现脂肪小叶，就像从海里冒出来的冰山（5 倍）

真皮网状层和乳突层之间的血管化是连续的（图 1.31）。与人们通常认为的相反，真皮网状层和真皮下皮层之间的纤维连续性也是完全存在的（图 1.32）。

图 1.31
真皮网状层与真皮之间存在纤维连续性。真皮与真皮之间的血管供应是连续的、不间断的（10 倍）

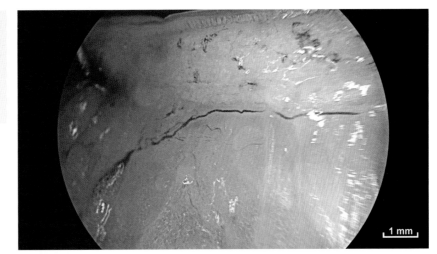

图 1.32
真皮与真皮下具有连续性。真皮不能剥离，也不能与真皮下分离，没有单独的组织层（13 倍）

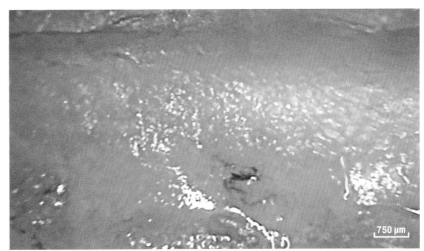

脂肪小叶看起来像橄榄状的小气球（图 1.33）。它们的直径从几毫米到一二厘米不等。虽然小叶的大小差别很大，但它们的外观和形状都是光滑的（图 1.34）。

图 1.33
脂肪小叶大小不一，但形状相似（10 倍）

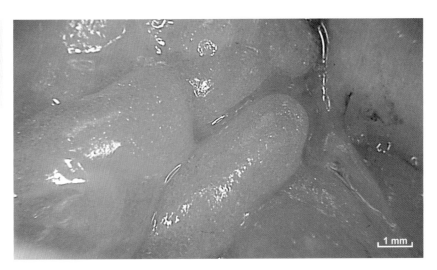

图 1.34
纤维和纤维骨架很可能构成并建立脂肪小叶的形状（20 倍）。它们有完整的组织连续性

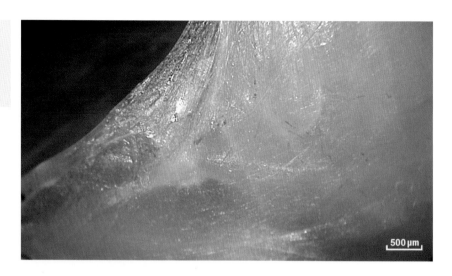

离开真皮的原纤维与进入脂肪小叶的纤维是连续的。这些脂肪小叶深埋在真皮网状层中，在纤维网络中彼此完全连接。脂肪小叶周围有原纤维（图 1.35）。它们确保小叶之间的移动性，穿透并与细胞间结构融合。通过这种方式，原纤维帮助确定脂肪小叶的形态，而脂肪细胞就分布在这个小叶架构内。原纤维也向浅筋膜延伸，影响脂肪组织的功能和形态。

图 1.35
纤维穿过每个小叶，它们影响脂肪细胞在小叶内的排列，并确定它们的形态（65 倍）

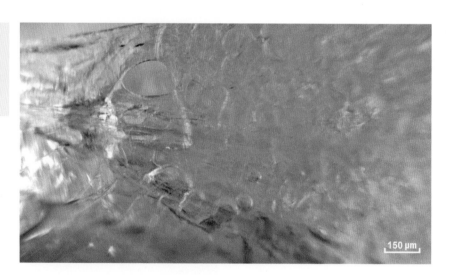

数百万脂肪细胞在每个小叶内的移动是相当壮观的。当外科医生从外部施加作用力时，它们之间存在完全的和谐，在其所处的空间内平展、膨胀、旋转和扭曲，而不相互分离（图 1.36）。

图 1.36
脂肪细胞均在同一时间运动，并由纤维网络支持。它们嵌入在右图放大 100 倍的纤维网络中

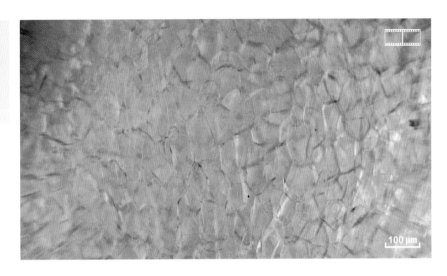

脂肪细胞的颜色并不都是完全相同（图 1.37）。在某些患者的某些特定区域，脂肪组织可能会是白色的。脂肪细胞还可能呈现不同的黄色，从浅黄色、明亮的毛茛[1]花黄到黄褐色。从我们对扫描电镜下的组织标本的研究来看，棕色细胞实际上是不成熟的多功能细胞，核大，也能产生胶原蛋白。我们对这种细胞多样性的认识才刚刚开始。

图 1.37
即使是脂肪小叶彼此靠近，也可能有不同的颜色。颜色差异的原因不明（40 倍）

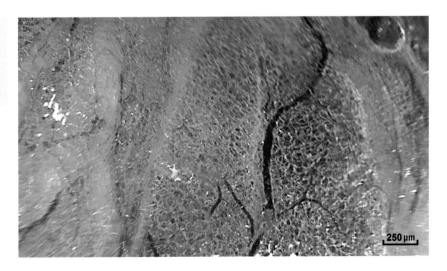

浅筋膜

位于真皮下，与真皮延伸的纤维系统相连接，就是我们发现所谓的浅表筋膜。通常很难区分浅表筋膜和皮下，或手术分离它们（图 1.38）。二十世纪的一些学者大概观察到了这种连续性，并开始质疑身体内分离组织层的概念。

1　毛茛是一种野生植物，开杯形黄色花。——译者注

关键要点
浅筋膜可以被描述为增强和致密的纤维状网络，不应该被认为是从其他结构中分离出来的层面。

图 1.38
浅筋膜可描述为真皮下皮层内纤维网络的一种密度分布。它含有少量的细胞（10 倍）

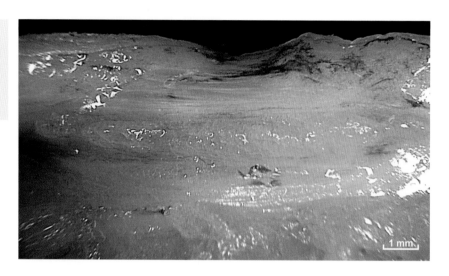

1 mm

组织与相邻结构完全连接。切入浅表筋膜会导致真皮切口所形成的间隙明显扩大。因此，浅表筋膜的作用可能是通过将剩余的真皮置于张力下来维持形态的稳定。

皮下组织

在浅筋膜和真皮下的更深处，组织会变得越来越柔软，具有更大的滑移能力，因为在皮下，微液泡系统是由较长的、不太坚硬的纤维组成。纤维间的间隙更大。正是在这相对松弛的区域内，包含着动脉、静脉和神经。长久以来，解剖学家就意识到皮下区域有凝胶状的组织。这些组织似乎没有结构或者形态，且一开始被叫作"蜂窝组织"或"筛状组织"，因为它似乎充满着空洞（如里歇间隙，见图 1.39）。

早在十九世纪初，人们就发现这种组织包含着小的分隔空间，被称为"集合"或者"细胞小房"。也因为这个原因，被叫作"皮下蜂窝组织"。然而，在这种组织中发现的结构并不是包含细胞核和细胞质的细胞。并且，这种错误的命名，造成了许多混乱。最终，它被重命名为"疏松结缔组织"或者"蜂窝组织"。

这种疏松结缔组织位于皮下，在肌肉周围的深筋膜之上。在肌腱周围也能发现这种组织，如所知的腱鞘或者腱旁组织。这些都是

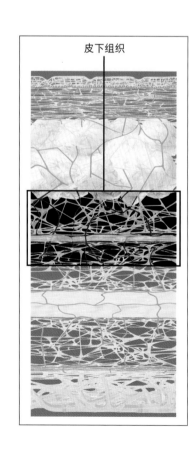

皮下组织

图 1.39
5 倍放大镜下的"里歇间隙"
（暴露于手术室空气中）

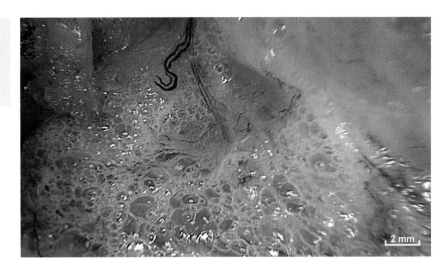

人体内具有很大活动性的区域。疏松结缔组织的作用有利于肌肉收缩和肌腱的移动（图 1.40）。

下面我们就将进入身体主要活动领域。

图 1.40
包裹着肌腱膜的真皮下和皮下组织之间可见纤维的连续性
（2 倍）

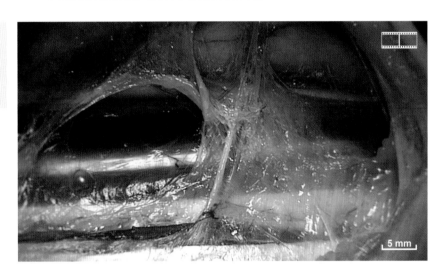

深筋膜

在皮下组织发现了肌腱膜，即所谓深筋膜（图 1.41）。它与致密化的纤维不同，比浅筋膜更厚、更硬。它几乎全部由紧密编织的纤维组成，肌间隔也是如此。它包绕着肌肉，当肌肉收缩时，起到适当支撑和固定的作用。筋膜包膜的韧度可防止能量随肌肉收缩而分散，因而确保肌纤维的收缩最佳化，能量损耗最小化，肌肉收缩更有效率，从肌肉到肌腱，这些力量是定向的。包括其他的肌腱，以及深筋膜在内，都是完全连续的包绕结构。

值得注意的是，这些筋膜结构，或者说腱膜或肌间隔是有着相同纤维组织的致密区域，能够产生强烈的内部张力。张力因其功能作用而不

图 1.41
肌腱膜: 深筋膜(亦称封套筋膜)
(2 倍)

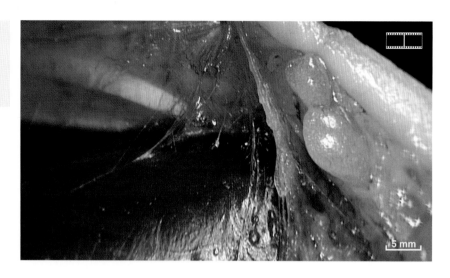

同。它们可被认为是分开的结构,但仅仅是在不同纤维密度的基础上。它们都源于相同的纤维系统,在结构上以不同的方式组织,并且包括不同比例的胶原蛋白和弹性纤维(图 1.42)。

这种纤维系统的结构具有完全的统一性,但也有多样化能力。韧带

图 1.42
腱膜或隔膜是同一纤维网络的致密区。然而,由于其不同的功能作用,它们的结构也出现了变化
A 肌腱膜(10 倍)
B 肌间隔(10 倍)
(请注意,有几组细胞呈黄色)

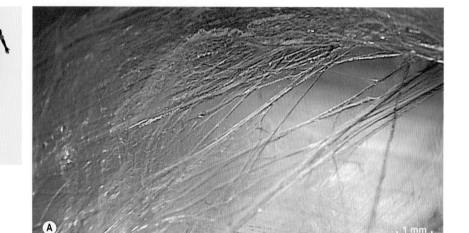

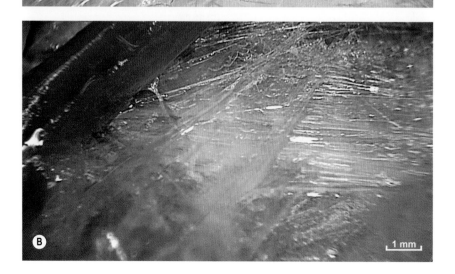

和关节囊就是其多样性的例子。

在肌腱膜下，我们发现了更疏松的微液泡系统，有着更大的微液泡且更柔软的纤维。这是肌外膜的起始部分，这可在包绕肌肉的区域观察到（图 1.43）。

图 1.43
在肌腱膜下，可以看到肌外膜，它与肌束膜紧密相连（10倍）

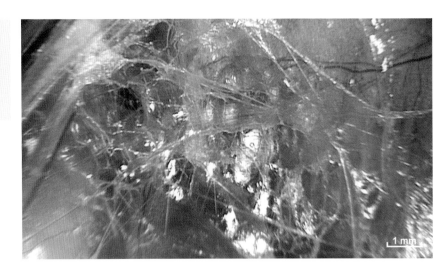

肌肉

一旦切开皮肤，肌肉就在其下不深处，通过其发紫的颜色和线状纹理就能识别。当我们用电刀刺激时，肌肉便会收缩。肌肉常被视为观察物和治疗对象对待，但它似乎与周围的解剖结构截然不同且区分明显。然而，同样也不能认为肌肉是独立存在的，因为它由肌外膜的结缔组织包绕，这种肌外膜是与皮下的纤维相连续的纤维组织。由此也可得出，肌肉与皮肤表面相延续。肌外膜的纤维穿入到肌束膜并与之结合，肌束膜是相较独立的，但与肌纤维相连接。需要再一次强调的是，我们看到所有的东西都是相连的，并且没有间断（图 1.44）。

图 1.44
肌外膜是延续的，伸入皮下。因此，它们与皮肤表面是相连接的（5倍）

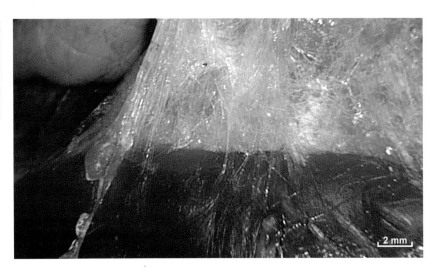

要深入肌肉结构，你必须剥离包绕肌肉的肌外膜。在检查不同肌肉群时，我们再一次观察到了肌肉间的连续状态，是由许多相互交结和编织的相同乳白色纤维形成的（图 1.45）。没有组织层和组织下层的分层。

🔑 **关键要点**
肌外膜、肌束膜、　　　　　一起形成了一个连续的结构。与肌细胞加长、纵向和平行方面相比，它们的结构既不平行，也不规则。

图 1.45
肌束膜连接肌束（13 倍）

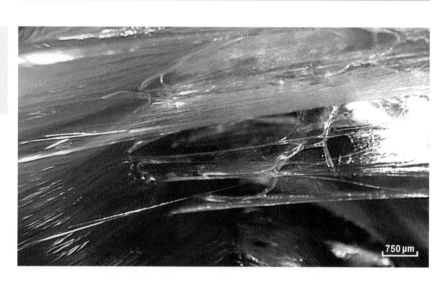

750 μm

让我们更近距离地观察肌束膜纤维是如何包绕、穿透和围住肌肉细胞的（图 1.46）。让人惊讶的是，在这些肌束内，胶原纤维和肌肉细胞间合为一体，但与此同时，二者又维持着明显的解剖独立性。

图 1.46
近距离观察穿透肌肉细胞的肌束膜纤维束（20 倍）

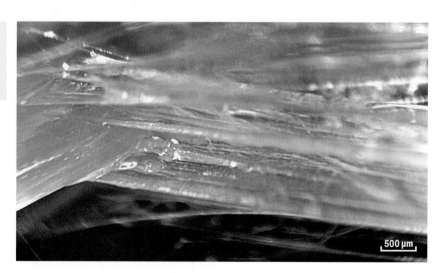

500 μm

正如脂肪细胞被包裹在脂肪小叶内，肌肉细胞也以同样的方式被包裹在纤维结构内。似乎由于彼此之间亲密的结构关系，胶原纤维形成并塑造了肌肉细胞（图 1.47）。

> **关键要点**
> 我们可能识别了一种分形组织，它为肌纤维、肌外膜、肌束膜和肌内膜提供了连接。
> 如果如此，我们将讨论的是一个连贯的、全局的功能性组织，而不是分开的组织体。

图 1.47
肌肉细胞在这种高度发达的纤维结构内（65 倍）

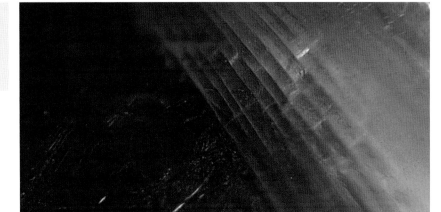

150 μm

肌腱周围的滑移系统

肌腱周围的滑移系统提供了一个用于研究和理解纤维组织和行为的理想区域。因为这里纤维的密度很小，细胞相对较少。以下两点便是有力的证据：

• 肌腱周围的脉管不同。

• 实际上，在肌腱滑移时，其周围组织仍保持稳定，且不受肌腱活动的影响。因此，必然存在作用力的吸收系统。

值得思考的是，因为所有的结构都是相互连接的，所以，任何结构的活动会以线性方式直接影响到周围组织。然而，事实并非如此，我们观察到了相互分离的解剖结构以不同的速度移动。例如，血管跟随肌腱的滑移一起，从而确保对肌腱的连续血液供应。在同一网络内的血管以不同速度运动，能相互靠近或相互远离。在这期间，这些不同的运动是由每一解剖结构的精确的生理要求来引导的。连接这些单个结构的多纤网络能够让它们在纤维框架内独立运动（图 1.48）。

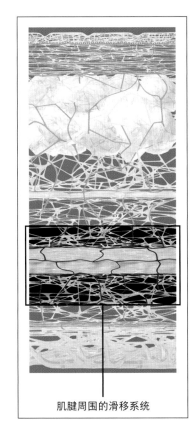

肌腱周围的滑移系统

图 1.48
存在于同一区域的同一个物质有不同的演变速度（分区），但具有完全的血管连续性（5 倍）

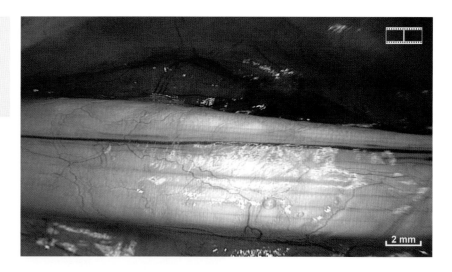

在相关视频中，通过观察 Y 形血管，我们能更简单地得到答案。该血管有两个分支，1 和 2，相交于 A 点，向极点 B 和 C 延续。对这种运动进一步分析时，我们观察到，当两个大血管伸展时，1 与 2 显然分离。然而，与一个更小的血管（编号 3）相比，两个大血管不仅移动得更快，且两个分支也以不同的速度运动，B 和 C 之间的距离已经是原来的两倍。

所以，不同速度的运动形式和不同解剖结构的连续性似乎共存于同一活体组织。这又如何解释？

过去人们认为，唯一合理的解释是，几个直径依次递减的同轴层的结缔组织之间相互滑移、制约并支撑着脉管结构。但这种简化的线性思维不再契合最近的人体研究报道。而在活体组织视频观察中，已经可以断定这种假设失效。因为在解剖领域，腱旁组织和肌腱间的解剖平面无法明确定义（图 1.49）。没有明显的薄层或分层的条纹整齐排列在一起。同轴层和直径递减的结合层的传统概念被长期用来解释肌腱的运动，这一概念依靠的是层次间虚拟空间的理论。这种机械现象的研究很少，因为很多人认为如果解释这一现象，要依靠肌腱在腱鞘内滑移的观念，没有侧边接触，就像子弹在枪管里。这种环形层次滑移的理论假设了分级组织的分布与存在。

现在我们知道，没有所谓的分级组织的分布存在。这意味着我们需要一种新的思考方式，考虑关于全局动力学和连续性物质的问题。

如果所有的事物是连接的，且所有事物在相同时间以不同方式移动，那么我们必须解释，在移动期间，所有的组成成分是如何相互连接和彼此适应的。

图 1.49

在活体观察中，经常看到肌腱与周围组织之间共存于纤维网络。这阻碍了肌腱和周围神经之间的清晰解剖。其中的纤维包围并穿透肌腱（5 倍）

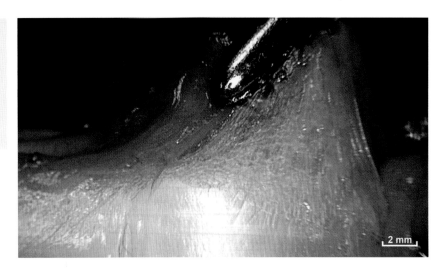

关键要点
我们必须提出一个理论来强调组织连续的概念。这与传统概念中的滑移结构完全相反。

我们怎么解释结构以不同方向和速度聚集在一起的能力？要回答这一问题，就需要明确关于肌腱周围组织的知识，了解它们的性质和不同作用。

体内视频观察打开至今无法进入的显微解剖结构，可以显示围绕肌腱的有光泽的凝胶状组织（图 1.50）。我们可以看到胶原纤维以随机的方式布置在光泽物质内，纵横交错，缠绕肌腱并与血管结合。我们面临着一个新的概念，即全局动力学，在肌腱和周围组织之间存在着连续的物质。上面提到的光泽物质实际上是松散的结缔组织，位于肌腱和相邻的解剖结构之间。

图 1.50

这种滑移组织，通常被称为腱周或腱旁组织，实际上是由纤维组成的（10 倍）

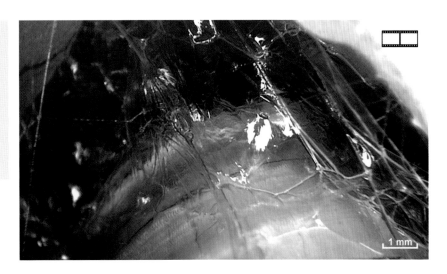

当仔细观察时，你可以看到含有假几何形状的纤丝结构的组织或包围肌腱或腱膜的微纤维（图1.51）。这些微纤维有时相当宽，有着如刀般锋利的边缘和半透明的表面，但它们也可以是窄的、长或短的、肿胀的或圆柱形的，存在着无尽可能的多样性。我们可以看到纤维像绳索、索具、挽具、透明帆和露珠，某些纤维似乎以环状物固定，其坚固性犹如铰接的竹竿。组织具有完全的连续性及一致的融合性，并且完全不规则、无序和分形化。类似性质的大纤维之间有相同构架的小纤维等。

图1.51
滑移系统由穿透肌腱的纤维组成。纤维排列在外观上是多面体的，纤维表现出一种特定的行为类型（5~100倍）

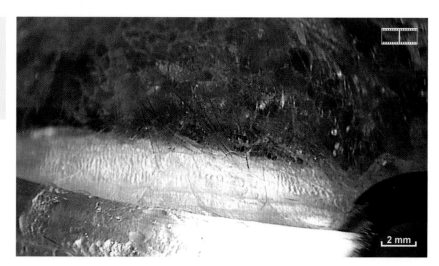

这一围绕肌腱的光滑组织是由相互缠绕的多向纤丝组成的，这些纤丝产生隔断，并形成微液泡体积。我们曾将此命名为多微泡胶原吸收系统，以强调其功能和结构作用。这个三维组织网络是由数十亿微液泡体积组成的连续结构。滑移框架的基本单元就是微液泡（图1.52）。

图1.52
多微泡胶原吸收系统中终末纤维组织的动画图

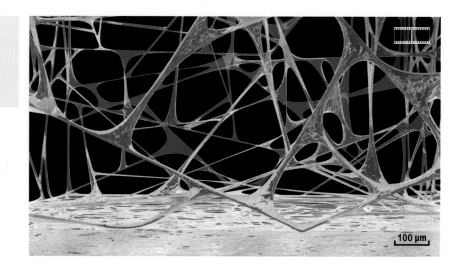

正如之前已经提到的，微液泡的直径为几微米到几百微米不等，并被组织成一个分散的、分支的和分形的模型。除了一些脂肪细胞和成纤维细胞外，这个多纤维网络中的细胞相对较少。我们对纤维在这个网络中的力学行为最广泛的研究是在肌腱周围的结缔组织中进行的。因此，我们将在第 3 章中描述这些纤维在滑移系统中的分布和动态行为。

肌腱

肌腱的解剖是不同的，且依赖于每一根肌腱的特定位置和作用。脚趾的伸肌腱和手指的屈肌腱构成一样，但大小和形状是不同的。光凭几个图示是不能展示这种多样性的范围的，我们也不要求在下面的照片中可以达成此效果。然而，我们要强调这种多样性的存在。同样也要强调的是，肌腱中的细胞很少。如果移除构成活动系统的蜂窝组织，被暴露的肌腱似乎是白色的带状物或者束。肌束是由许多纤维束组成的，这些纤维束包含多纤维，而这些纤维似乎是纵向排列，且彼此平行的（图 1.53A），但我们不常在肌腱中找到这种纵向的、平行排列的肌束。相反，肌束的交叉更常发生。在肌束间，我们找到一个相连的纤维网络（图 1.53B）。

肌腱的脉管化与连接肌束的纤维网络的密度相匹配，也与肌腱需要处理的作用限制相适应。因此，肌腱内的纤维并不严格平行。它们的排列是不规则的，有交叉相连的情况。它们的结构更像是藤蔓结构，而不似光纤电缆。

图 1.53

A 肌腱内的束似乎以纵向和平行的方式排列。然而，这并不是严格意义上的排布（20 倍）

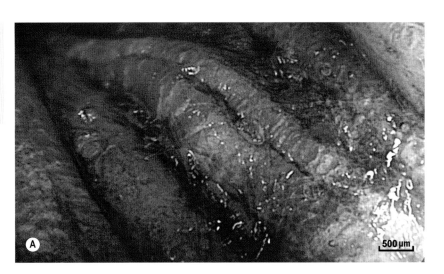

500 μm

A

图 1.53

B 肌腱由束组成，纤维束本身由纤维组成。所有这些单元都通过一个非线性的纤维网络连接（并相互连接）（40倍）

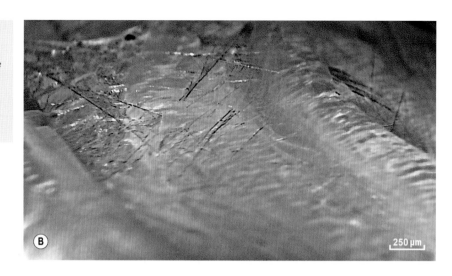

250 µm

骨膜和骨

现在将人体内整体性结构探索转移到骨膜和骨。用内镜接近骨膜比探索滑移间隙更困难。骨膜也是由纤维组成的，但它们比先前描述的同类更厚、更密。从化学的角度看，它们肯定也更复杂。

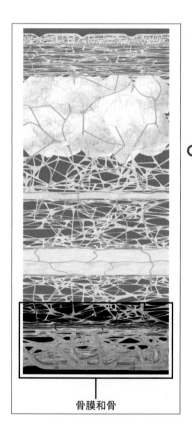

骨膜和骨

> **关键要点**
> 骨膜和骨是全身纤维网络的整合部分（图1.54）。

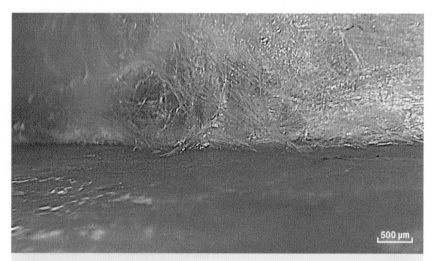

500 µm

图 1.54

骨膜由更厚、更密的纤维组成，纤维穿透皮质骨（20倍）

骨膜与皮质骨之间的转换是渐进的，并逐渐呈现矿质化。在不同的区域存在很强的连接功能的物质，被称为沙比纤维。皮质骨是一种明显的层状结构，由矿化纤维组成，排列或多或少平行（图 1.55）。

图 1.55
皮质骨的组织趋向层状，有矿化纤维（40 倍）

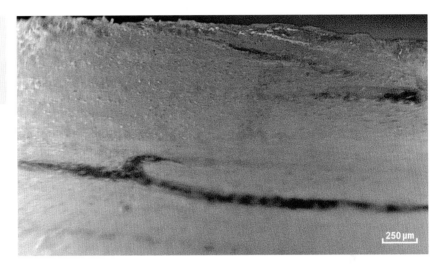

在皮质骨中，我们发现一个非常类似于真皮的组织，但其中的纤维和与皮质平行的血管极度致密化。然后，当深入到骨骼中时，纤维变得更加松散，同时出现多个微液泡结构，通常将其描述为蜂窝状（图1.56）。

图 1.56
松质（海绵）骨的结构组织（结构）是相互缠绕、相交的纤维多面体，形成一个类似蜂窝的多面体骨架（40 倍）

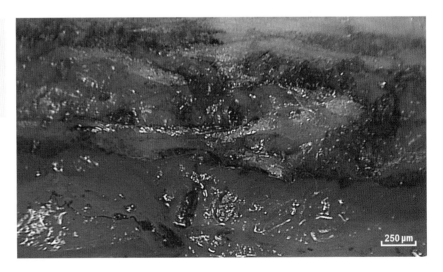

接受骨作为纤维系统的一部分这一概念，使我们能够更好地理解这种哈弗斯组织系统，它由同心的层板组成，向不同的方向分支，彼此完全连续（图 1.57）。在混乱的纤维中形成同心圆的构成可能很难用逻辑关系来理解，但我们将在第 7 章看到，这不仅是可能的，而且是相对简单的。

图 1.57
骨的横截面，显示哈弗斯管。哈弗斯管的复杂结构可以用一种不同类型的纤维网络模型来解释（40 倍）

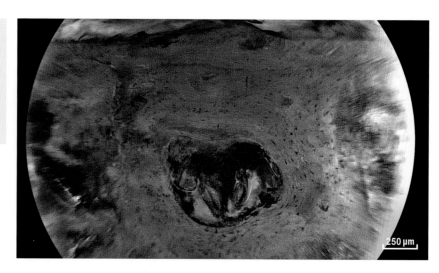

神经

神经系统周围的纤维分布也令人惊讶。与肌腱一样，虽然神经在运动中不起积极的机械作用，但在周围结构的运动中神经确实是在横向和纵向运动的。神经在运动！屈肘时尺神经长度比伸肘时增加 15%，正中神经在腕管内侧的移动长达 1 厘米。

在神经周围，我们发现了神经外膜（图 1.58）——与肌腱周围的系统相同，纤维的运动也是一样的。在神经内，纤维分布在神经束间，形成神经束膜（图 1.59）。这与神经周围的纤维网络是相连续的。

图 1.58
神经周围的神经外膜与腱旁组织有相同的纤维结构（10 倍）

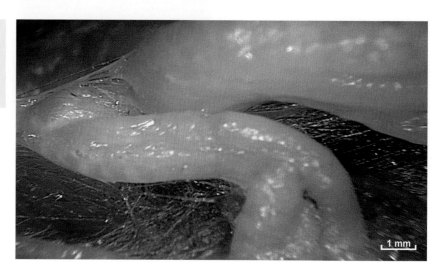

图 1.59
神经外膜分裂并穿透神经束形成神经内膜，并与形成神经外膜的纤维网络连接（40 倍）

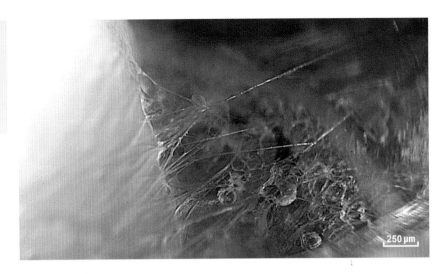

这些观察已经挑战了传统的观点，如轴突和神经外膜有不同的胚胎学起源，各自独立生长和发展（即轴突来自外胚层，而神经外膜则来自中胚层）。

血管

我们在动脉和静脉中发现更多不规则和连续的纤维分布，这使我们能够更好地理解血管模式的偏心性。

关键要点
微循环是多纤网络的组成部分（图1.60）。

图 1.60
这个血管网络是这条神经微循环的一部分（10 倍）

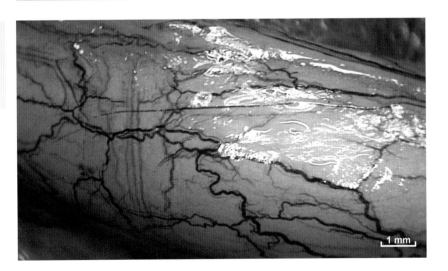

在显微外科解剖中，经常需要仔细分离血管结构。我们创造了一个分离组织的手术平面，但这个平面并不是自然的解剖层面。

滑移系统可以延伸到动脉和静脉的管壁（图 1.61）。组织层，包括**外膜**、**中膜**和**内膜**，与表皮、真皮和下皮层的组织结构大致相同。致密化和细胞化方面的差异确保其可以发挥不同的作用，要么具有抵抗力，要么传递信息。

图 1.61

肌腱鞘上的滑移系统也形成了静脉和动脉的外膜（外层）

A 从动脉壁冒出或合并成动脉壁的纤维（20 倍）

B 纤维穿透静脉壁网络（13 倍）

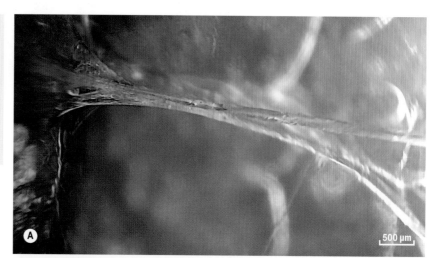

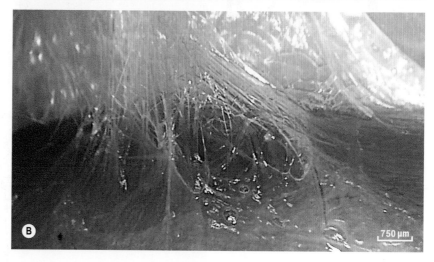

淋巴管

我们开始在活体内探索淋巴系统，但发现它并不像解剖学书中描述得那样简单。在系统的远端或细胞附近，不可能清楚地识别淋巴管结构，因为我们发现的任何纤维结构都很可能是淋巴系统的一部分。在较相近的部位，例如桡骨或尺骨血管蒂附近，我们发现纵向结构明显是管状的，类似于导管。它们既不是动脉也不是静脉，因此可能是淋巴结构。但这个组织似乎并不只是解剖书中描述的淋巴管一样简单、中空的管状结构，它们似乎是海绵状的结构。

腋窝的淋巴系统较易识别，但随着我们向远移动，识别这些越来越精细的结构变得越来越困难（图 1.62）。这方面仍需要进一步的研究，以使我们能够了解胞外系统是如何被排出的。

图 1.62

尺骨动脉周围淋巴管解剖，显示了淋巴液的流动（5 倍）

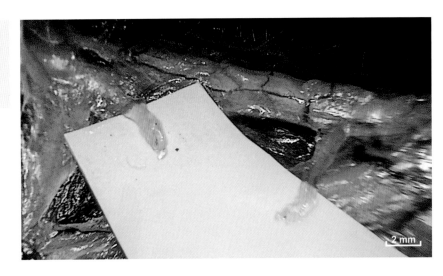

我们观察得出，淋巴管系统近端管状、导管状血管的前部结构并不是中空的，实际上是海绵状结构，而传统观点下排列整齐的管状淋巴管依附在细胞周围的动脉和静脉上是值得商榷的（图 1.63）。

图 1.63

显微外科解剖中远端淋巴管显示是海绵状组织，而不是任何中空的管状结构。而对此还需要进一步研究（65 倍）

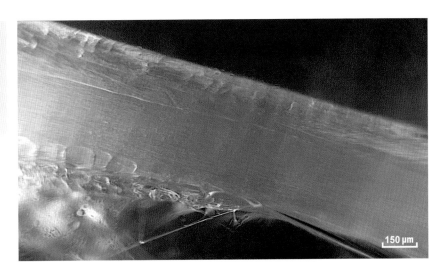

细胞

大部分的人体空间都有具有特定功能的细胞，但它们的分布并不均匀。然而，在发现细胞的地方，我们同样发现它们周围有纤维网络。似乎很清楚的是，胞外系统至少在充当细胞的脚手架的角色。

在后面的章节中，我们将更详细地解释细胞和纤维网络之间的物理联系。但现在，可以清楚地知道，当我们将牵引力作用于细胞团周围的纤维时，我们可以看到细胞不仅会移动，而且也会改变形状，它们会变扁和变长。

> **关键要点**
> 纤维网络对细胞内的细胞骨架形成有重要影响。

总结

全局性

根据目前已有证据，我们已经可以看到，组织连续体存在于每一层级上，延伸到身体的每一个区域。纤维混沌存在于我们身体的每个角落和缝隙中（图 1.64）。

图 1.64
这个纤维组织连续体存在于每一层级，延伸到身体的每一个区域
A 手伸肌肌腱（10 倍）
B 腹部近腹直肌处（10 倍）
C 背侧，背阔肌下方（10 倍）
D 胸大肌间（5 倍）
E 头皮部（5 倍）
F 腿部腘绳肌区域（5 倍）

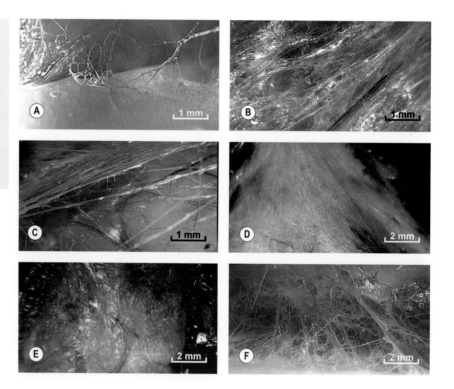

即使是与运动不相关的结构，如神经、血管和骨膜，也或多或少地由纤维组成。这种纤维状的网络组织似乎遍布全身。

这是筋膜吗？在解剖学中，**筋膜**被定义为连接身体所有部分的物理连接体。这个定义非常接近结缔组织，也被称为疏松结缔组织，以支持、连接和区分不同类型的组织，同时参与协调运动。但对筋膜的定义的理解在世界各地有所不同。其范围从简单的致密化组织（如浅表筋膜）到坚实的肌腱结构（如阔筋膜张肌）。"筋膜"一词现在经常被使用，但对术语的准确性和涵盖性缺乏一致性意见。这就造成了解剖学和治疗学方面的混乱。

通常，形态被用来描述身体的外观。围手术期的内镜检查使我们能够研究人体的内部结构，其似乎是由纤维、原纤维和微纤维组成的理想网状结构，以及使得细胞在不同程度上可以迁移的微液泡空间（图 1.65）。

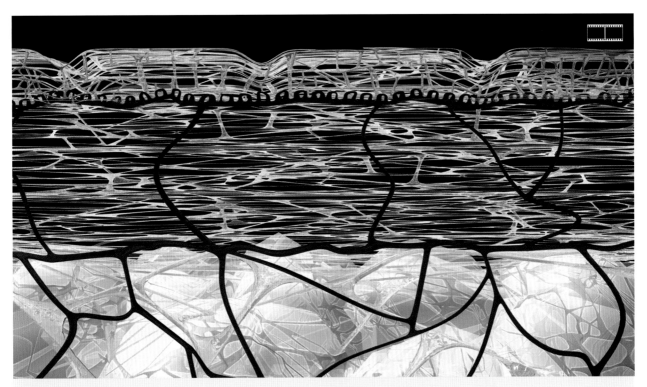

图 1.65

从表面到深层的连续纤维状结构组织的图解

在我们的观察中，会认为筋膜是从皮肤表面延伸到细胞核的连续纤维网络。然而，我们暂时不用"筋膜"这个术语，直到这个神奇结构的所有方面都在本书的其余部分中得到充分的讨论。

所有红线问题

内镜探索已经向我们揭示了一个由全身无序的多纤维网络构成的整体性组织连续体。由此，我们提出了以下六个关键问题，即将在后面各章节中讨论。我们把这些问题称为"红线问题"——在希腊的忒修斯传说中，阿里阿德涅之线使前者在杀死弥诺陶洛斯后，能够从迷宫中找到出路。

红线问题

1. 这种组织的连续性是如何构成的，这些纤维是如何保证组织凝聚的？它们是如何结合在一起来构建一个结构形态的？
2. 这种纤维连续性如何允许出现两种动态对立的作用，既同时确保移动、力的吸收和滑移，又对周围组织没有影响？
3. 这些纤维是如何适应在物理过程中同时保持移动性并提供不间断的能量的？
4. 这些处于张力状态下的纤维是如何保持体积及身体形态的？
5. 如此明显的混沌纤维系统，包含了多样的分形和混沌模式的形状和组合，如何产生连贯且有效的运动，并确保组织在运动后恢复到其静止位置？
6. 当多纤维网络受到超出正常生理极限的压力时，如在病理或创伤中，它们能自然恢复其协调性吗？

任何尝试解释动态生物形态的理论都应该能够为这些问题提供答案。

最后，除在本书展开内容回答了这六个关键问题外，还产生了一个无比重要的新问题。如果在全身，从皮肤到肌肉，从肌腱到骨膜，都发现了相同的多纤结构，允许不断的纤维内和纤维间运动，嵌套着不同规格的细胞，这种纤维结构的作用是否比以前所设想的更重要？结缔组织不只是惰性的包装组织，而是器官发生的构成组织吗？如果我们的发现是事实，那将会带来思考模式的一个重大转变。

托马斯·W·迈尔斯的评论

第一次看到让-克劳德·甘博图医生对活体中活动状态下的筋膜的独特的形象化描述——对我来说大约在10年前——让观者都会感到难以置信。这或许听起来更像是笑话或荒唐事——这不可能是我们已有认知中的组织。但是当它就在眼前的时候，即使不可思议，也必须改变认知的基本前提。由于研究了这些录像，我的想法发生了变化，我的教学方式也发生了变化，我的触觉——尽管已经从30年的手法治疗实践中得到磨炼——也要被迫改变了。

当我理解了甘博图所说的滑移系统的流动性和适应性时，我就不再试图"拉伸"纤维组织，而是能够在非常精确的平面上以更加温和的方式使用我的触觉来使粘连松开，并促进组织中的良好运动。结构导向的治疗师不会像调整帆船的索具，如展开绳索、电线和织物一样进行机械操作。通过甘博图的大胆探索，现在可以看到，我们确实在改变黏多糖的溶胶-凝胶状态，从而改变活体组织基质的组织液、神经信号和机械力的"流动"。接触表面即可激发深层。

我们正在对人体如何移动——或者更准确地说，对"什么在移动"进行根本性的反思。我们知道身体的运动与生物力学、热动力学和水动力学密切相关。它必须依靠细胞的作用，从胚胎中的大量增殖和散居，到从子宫移动，再到第一次呼吸瞬间的"空气世界"的短暂剧烈冲击，在成人中作为七十万亿个忙碌的单位来运作，这些单位被细胞外基质包围、保护和绕住。怎么做到的？

从透明质膜到骨间膜，我们在书中看到如此描述这种基质：坚硬而干燥。我们在尸体上看到了这种基质的特征：无法伸展和粘连。即使在未经处理的尸体上，筋膜也是被动的。和甘博图医生一起进入活生生的人体，就能知道以前没有生命的组织会变成动态的生命。观看纤维带着移动的附属物和泡沫膜，好比欣赏露水在弦线上点缀的诗意，能够重新理解身体是如何处理运动的，特别是什么时候滑行，什么时候不滑行。

制作任何图像说明都是通过把其他东西排除在视图之外来阐明的。当然，我们传统的解剖分析方法也是非常有用的，但是它掩盖了我们对"各物质之间是什么"的认识，我们在这"物质之间"动手术刀时，就应该揭示出更明确的结构。但是，这些更持久的结构之间，也正是运动发生的地方，直到甘博图向我们展示了简单但令人震惊的事实，我们对人体运动基础的误解才就此解开。

筋膜连续性的概念在世界范围内传播已经有一段时间了。我自己发表的成果试图映射肌肉之间功能和稳定性联系，通过腔体肌筋膜梳理各组织。像《解剖列车》——还有其他一些——预测了针对慢性姿势和运动困难的创新策略，这只是一个大型知识性运动的小部分，用以停止还原性的解析，并从整体上审视系统内部的协同特性。

让-克劳德·甘博图所做的事要深刻得多：他发现了一种新的系统（在观察下显而易见），这种系统揭示细胞群体实际上是如何管理运动时的"分裂"的。这种分裂即使是长期伏案的人，也必须每天发生一百万次，而不会破坏细胞、撕裂组织或打断组织流动性。

几个世纪以来，我们一直满足于"神经所激发的肌肉在关节间移动，受韧带限制"模式，这一模式解释了人体的外形和稳定性。整骨医师、罗尔夫氏按摩师和其他一些人，口头上支持身体筋膜网的想法，但仍然用生物力学中杠杆力量的角度来解释治疗的效果，以及单独肌肉在起止点通过坚韧的、可识别的结缔组织结构产生的力量。

到目前为止，很明显，这个模式不足以完成解释人体外形和稳定性这项任务，要想突破目前在生物力学上的限制，需要了解张拉整体、流体流动中的分形数学，以及神经机械学在单个神经运动单元中的作用。甘博图的探索揭示了一个遍布全身的具有高度适应性的流体、凝胶和纤维系统，这个系统即时和自发地对施加在身上的力量做出反应，减轻对移动区域细胞的损害，并有效地将应变分配到皮肤下的组织中。

当看到股动脉时，我们非常清楚它是循环系统的一部分。同样，臂丛神经可以被看作一个结构，但很明显，它也是整个神经系统的一部分。但我们之中那些从事生物力学工作的人，常常把跟腱、半棘肌、胸腰筋膜当作独立的结构，而没有意识到这些结构存在于身体范围内的第三种有效系统——筋膜网中，与其他两种结构一样具有动态性和自我调节性。

通过甘博图的图像和研究成果，我们现在看到了身体范围内生物力学反应的连续性，比我们以前设想的要灵活得多，也混乱得多，同时有很强的自我组织能力。子孙后代会说"当然"，认为我们的机械模型很古雅，并在甘博图的开创性见解的基础上进一步发展。但我很高兴成为这一代人中的一员，我感到震惊、谦卑、高兴，并最终被甘博图医生从探索旅途中带回的引人注目又重要的活体筋膜图片所改变。

纤维连续性及形态 2

概述

在本章节我们将会展示生命体是如何在一个连续纤维网内组织起来的。我们将描述这个网络的结构化作用，该纤维网络参与形成人体的结构和形态，并为细胞提供框架。这意味着成分结构之间存在一个潜在的组织，与这个成分结构之间形成永久、持续的联系。这个网络的架构是令人困惑的，因为原纤维不是在一个有序的、定期的或可预测的方式下被安排。相反，一切似乎完全失序，但仔细观察我们发现，原纤维形成了体积单元（volumetric units），我称其为微液泡。

多微泡网络的结构作用

压力下的微液泡体积

当外科医生在皮肤上或部分组织上切开一个切口，获得更深的接触时，一些微小气泡就会出现在暴露的结构表面，这些结构可能是肌肉、肌腱，或者是身体内的任何器官（图 2.1）。这种现象发生在切开

图 2.1

A 当外科医生在皮肤上或部分组织上切开一个切口，获得更深的接触时，在大气压力下暴露的结构表面会出现小气泡。这发生在切开的几分钟后（5 倍）

B 在临近的肌肉、肌腱，或者身体内的任何器官出现同样的反应

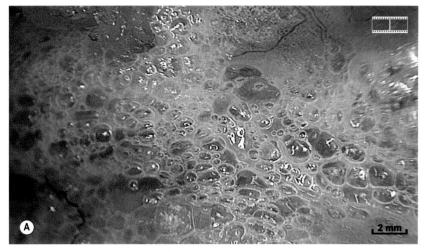

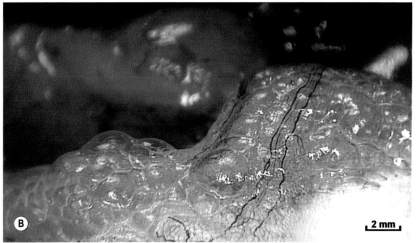

的几分钟后，这些微小气泡的直径经测量为 1 毫米，是组织内自然存在的体积单元——微液泡存在的证明。微液泡被显露出来是因为在正常大气压下的空气进入里面，穿透或扩散到微液泡壁上，此时微液泡的内部压力与大气压不同。这个观察是比较基本的，因为它引入了一个有明确边界的、加压的微型体积的概念。我们经常在体内内镜探查中看到这种现象，它是所有观察的核心。

如果我们用外科手术钳来抓住那些有微小气泡形成的组织，牵引产生的奇怪运动是由这些气泡在大气压力下破裂所引起的（图 2.2）。这一现象表明存在某种有压力差的液压系统。当牵引作用于肌腱周围的结缔组织时，我们也可以看到这种液压现象。一个小气泡的立即出现，这似乎构成了整个滑移组织运动的基础。然而，这种情况只有在体内的这些组织受到牵引时才会发生。这种现象在大体标本上并不是很容易观察到，在保存的组织样本中也没有。

图 2.2

A 当组织与其伴随的微液泡被手术钳抓住后并牵引时，牵引力将微小气泡置于张力下（2 倍）

B 只有当进行牵引作用时，微小气泡会出现。在大气压力下的微小气泡爆裂会带来奇怪运动（20~100 倍）

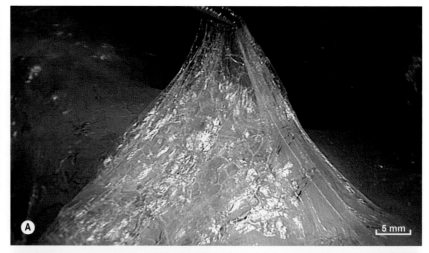

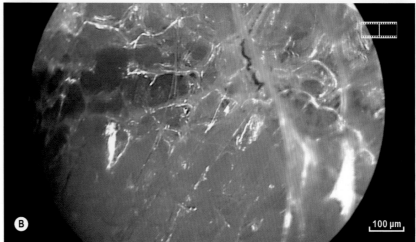

在第 1 章中对这些微小气泡的检查揭示了一个由交错的纤维组成的世界——混乱型处理。不同大小的纤维混杂在一起，方向没有一致性（图 2.3）。全部纤维都很混乱！

图 2.3
各种大小和形状的微液泡
A 2 倍放大率
B 10 倍放大率
C 40 倍放大率

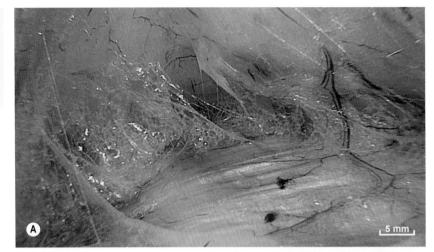

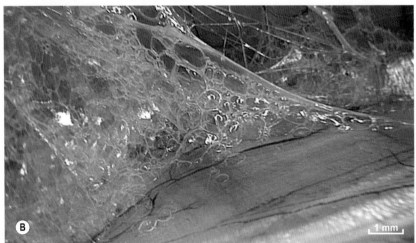

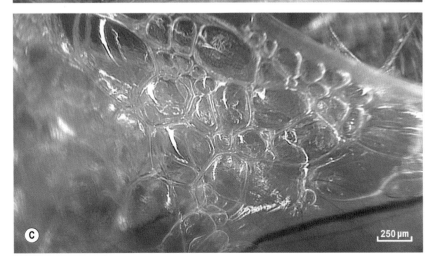

图 2.3
D 大小不同的原纤维缠绕一团，没有方向性，亦无一致性（100 倍）

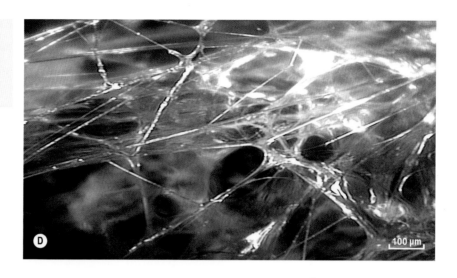

有组织的混乱

我们希望身体的组成部分井然有序，但在活体内镜探索中所发现的并不是这样。人类的思维本能地寻找秩序的某种表象，并对这一混沌系统如何有效运作进行逻辑解释。然而，我们已经知道，这个混乱的纤维能够在相邻的结构之间完美滑移，所以，效率和混乱是紧密相连的！

是否有潜在的顺序隐藏在这些相互编织、看起来失序的纤维之下？

当我们把内镜移近这些多微泡，内镜发出的光被微液泡闪亮的泡壁反射，像一堆镜子任意倾倒在一起（图 2.4）。经过仔细观察，可以看到它们是由相同的纤维构成，这些随意排布的纤维相互交错，并被液体包围。观察这些结构算是外科医生的一种特权，因为只有通过活体组织的观察才可以看到它们。当我们看到一个单独的组织样本，该组织内的纤维便不再处于张力之下，因此也就不能看到这种潜在的微

图 2.4
当我们把内镜移近这些多微泡空间时，内镜发出的光从微液泡的发光面反射出来，就像一堆随意倾倒在一起的镜子（40倍）

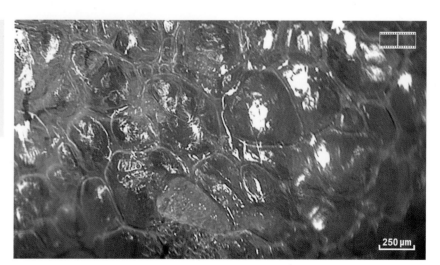

液泡结构。

所以，让我们像《爱丽丝梦游仙境》里的爱丽丝一样，试着在这些非均匀物质里找到一扇门，能够开始了解人体内部的奇异世界。

微液泡体积和多样性

我们极有可能会放弃寻找任何明显的规律，不仅因为混乱太明显，还因为**每个微液泡都是唯一的**。

我们看到的第一种形态是不规则多面体形状的、充满液体的微液泡体积（图 2.5）。一旦暴露，微液泡体积的物理状态就会不稳定，与内镜的接触会导致它分裂，因此只有框架残留。微液泡体积的两个可见

图 2.5

A 和 B 我们首次观察到的是多面体状、不规则的微液泡体积，但是微泡体积本身的物理状态是不稳定的（60 倍）

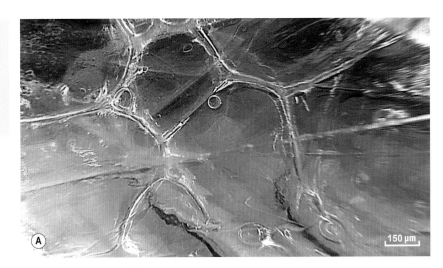

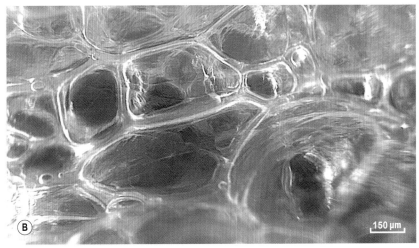

组成部分——纤维结构和框架内的液体，揭示其简单但不规则的多边形结构，有的是三角形或四边形，有的是五边形或六边形（图 2.6）。这些多面体单元，即微液泡，充当组织内的结构元素或单元。它们聚集在一

起，在形态和结构的创造中起着重要的作用。然而，用二维结构代表微液泡具有误导性。

图 2.6

A 和 B 微体积失去它们的内容物，这可能与牵拉同时发生，也可能是牵拉的结果，只剩下纤维框架（60 倍）

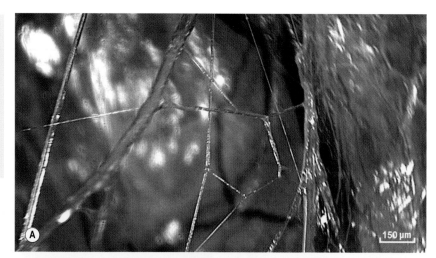

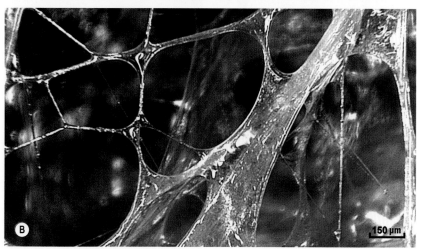

微液泡是三维结构，主要是多面体，没有明显的顺序或规律。微液泡是由原纤维交叉所形成的三维空间。"微液泡"这一术语被用来强调未被细胞占据的体积的概念。在此必须强调，胞外世界的一切都是多面体和不规则的。多样性是常态：纤维长或短、垂直、水平或倾斜。它们可以紧密相连，也可以分开。原纤维相互连接并相互作用，它们在各个方向上随机发出分支。因此，我们必须放弃寻找任何明显的规律。

通过图像，可以更容易地看出微液泡是一个三维的结构体（图 2.7A 和图 2.7B），它是由近乎无限的不同长度和密度的纤维（图 2.7C 和图 2.7D）相交而产生的。

在缺少细胞的、柔软的区域很容易找到这些闪闪发光的"镜子"，比如皮肤下的组织，或者肌腱周围的组织。我们大部分的检查都是在这

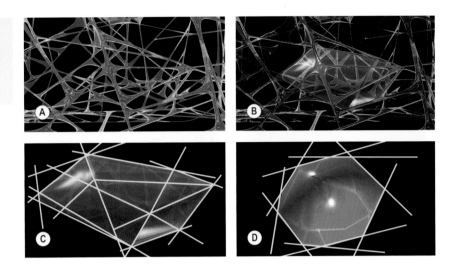

图 2.7

A-D 说明微液泡是由纤维在三维空间内
交织形成的量体。纤维为微液泡划
分界限

些区域进行。

在下一张图片中，我们尝试去展示一个微液泡体积是如何和其他的微液泡体积联系的，又如何聚集在一起构成一个由单一组织的大型结构（图 2.8）。一个新的形态出现了，这个形态像其他的基本元素一样遵守规则。这个观察具有基本性质，因为它提供了一个关于多面体存在的合理解释。我们会在后面章节和结语中继续扩展这个概念（见第 183 页）。

图 2.8

这些微液泡体积彼此相连，它们聚在一起，形成一个更大的类似组织结构。一种新的构成形态出现，它同样遵守管理那些基本单位的规则

A 1 倍

B 5 倍

C 25 倍

D 1 000 倍

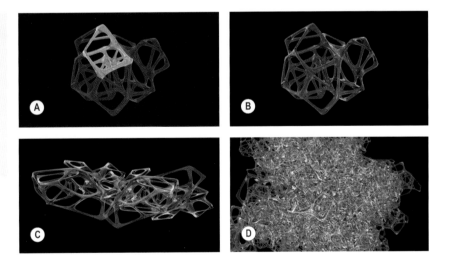

以该方式存在的微液泡体积最小直径在几微米到二三十微米之间。这个大小就和细胞一样。一些微液泡直径甚至达到 200 微米。在肌腱周围容易找到一些小的微液泡，腹部的脂肪组织容易找到大的微液泡。微液泡尺寸的大小取决于机械和动态力的性质，因而也必须在身体的特定区域内处理。

通过观察，我们也看到人和人之间的差异性。有些人体内微液泡网络的再生纤维更薄，这就引入了个体的专一性这一概念。我们每个人都是不一样的，不仅仅体现在身体外部，也体现在内部。每一个人都是独一无二的。

纤维框架

组成微液泡结构的纤维是相互连贯的，但是它们的连接方式是不同的。有些纤维的交叉部分是清晰的，有些则不那么清晰，这些混乱交叉的纤维之间有面纱状的中间地带。一些纤维相当宽，有扁平的反射表面，就像刀的钢刃；有的纤维在形状上类似，但是更薄，表面是半透明的。有时候它们也可以是窄的、宽的、肿大的、短的或者长的。部分还是圆柱形的，有许多不同的属性（图 2.9），也有些是中空的，但目前我们没有证据表明有液体流经这些纤维。这个问题是目前正在研究的主题。

图 2.9
纤维本身的形状变化很大（200~400 倍）
A 平滑的圆柱体，杆状或轴状，边缘光滑
B 类似竹茎的圆柱体，有环状物质在不规则的间隙内增强纤维
C 圆柱体，有类似植物的芽
D 有隔膜的圆柱体
E 有些是橄榄状的
F 有些是中空的

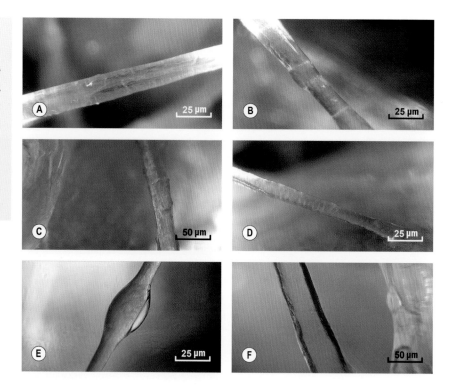

变化是常态，并且永无止境（图 2.10）。纤维的直径从 5~70 微米不等（图 2.11），长度差异也很大，从而使纤维网络出现混乱无序的外观，像线团、直板或结节状增厚的茎状轴。纤维交叉点之间的距离也从 10~100 微米不等；然而，因为它们是一个连续性网络的一部分，在这个连续体内不可能分离出单独的一条纤维，我们也不可能测量它们的长度，因为在这个网络中长度也总是在变化。

图 2.10
纤维编织的模式有很大不同，可能密一些，可能疏一些，也可能没规律。纤维之间的联系的变化是无尽的（100 倍）

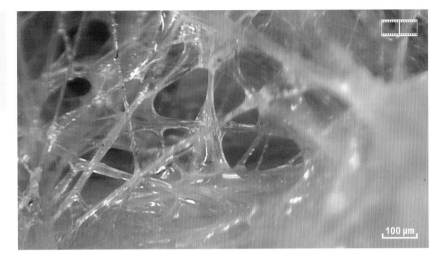

图 2.11
原纤维的直径从 5~70 微米不等（100 倍）

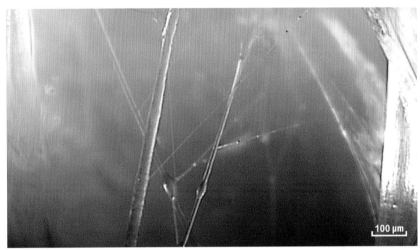

宽一些的表面可以反射光，像刀刃（图 2.12）。有些纤维的编织方法更有规律一些，像线形的脚手架（图 2.13），有的则像运牲畜的车的轨迹（图 2.14）。

图 2.12
宽的表面能反射光，像不锈钢刀刃（100 倍）

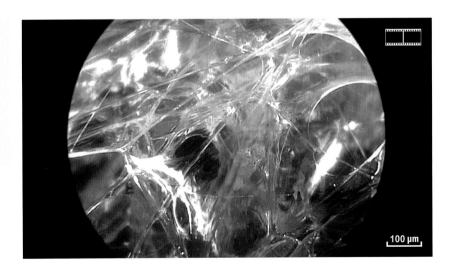

图 2.13
笔直的、更规则的组织
（100 倍）

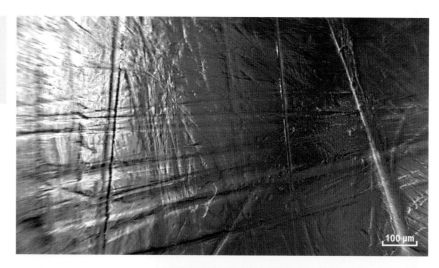

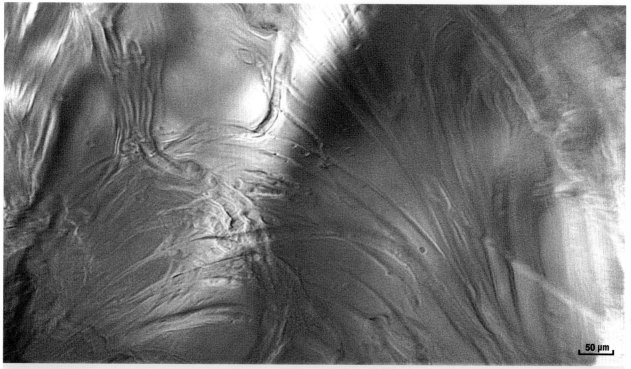

图 2.14
一些弯曲的纤维，直线纤维较少（200 倍）

　　我们可以把微液泡看作一个有着很多纤维编织网的微量体积，在纤维网内，编织的实际图案会有很大的差别。你能看到紧密编织的纤维，像丝质面纱（图 2.15），或松散、粗略编织的纤维，像粗糙的画布（图 2.16）。

图 2.15

有时会是完全混乱的纤维
（100 倍）

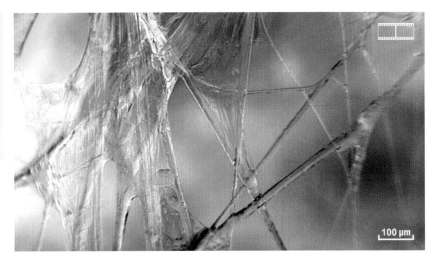

图 2.16

有时形成一种更常见的组织
（100 倍）

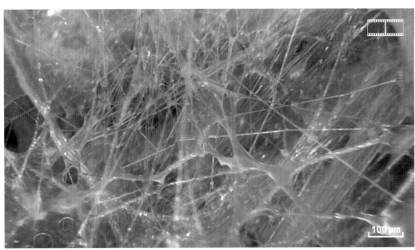

　　纤维的交叉部分是可变的，可能形成面纱状的、中间区域突起的
形态，又称"突起的圆垫"（bourrelets de Plateau）或"吉布斯环"
（Gibbs rings）（图 2.17）。

图 2.17

纤维的交叉部分是可变的，
它们可能以面纱状的、中间
区域突起的形态出现，称为
"突起的圆垫"或"吉布斯环"
（130 倍）

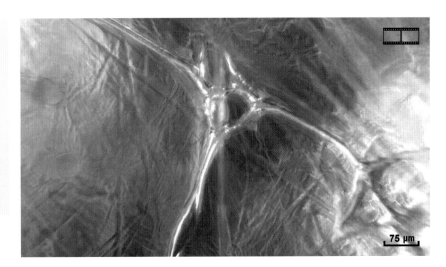

纤维的分离

纤维框架是由较小的纤维单元组成的（图 2.18）。在正常生理极限下，这些纤维内纤丝可以相互分离，但同时维持了组织的持续性。这种剪切样的分离是正常的、生理性的机械行为，在第 5 章我们会更详细地讨论这个生理学机制的行为，还有这个混乱网络或形态结构的分形化特点。

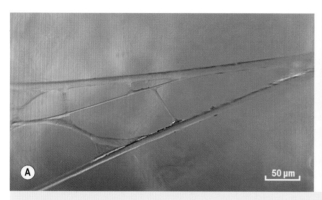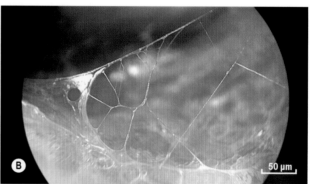

图 2.18

A 和 B 这些纤维是由较小的纤丝组成的。在正常范围内受到机械约束时，这些纤丝可以分裂游离（200 倍）

微液泡体积的内容多样性

区分纤维框架的组成物质并将其与框架内的物质分离开来是很困难的。另外，各成分的含量比各不相同，取决于它们的解剖位置和所处组织的功能。我们不能忽视，这个构造也构成了一部分，可能是很小部分的神经分支和淋巴管，它们都非常相似。随着时间的推移，我们可能会发现纤维框架和每个微液泡内的内容物能够整合成肌腱，肌腱再整合进肌肉；它们能够被分开，但这样就会失去其功能。不管怎样，我们在下面将评估这些分离的内容物。

微液泡中三维动态的、分离的纤维框架（图 2.19）主要是由 I 型胶原组成（70%），还包括 III 型、IV 型和弹性纤维（20%）。微液泡含有高百分比的脂质（4%）。然而，这些成分有显著差异，依旧取决于它们的解剖位置和所处组织的功能。

图 2.19

A 和 B 三维图说明纤维和断裂的纤维构成了凝胶物的框架（75 倍）

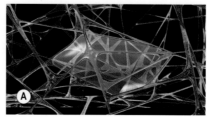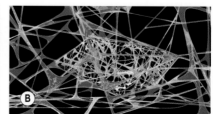

微液泡的内容物，在水溶液中，主要由下列物质构成：

• 高浓度的水化蛋白多糖凝胶（图 2.20）：72%

• Ⅰ型胶原：23%

• 脂质：3%

• Ⅲ、Ⅳ和Ⅴ型胶原：2%

图 2.20

A 和 B 微液泡中充满水化蛋白凝胶。在身体的不同部分，血管里内容物的形态定义不清，且各不相同（130 倍）

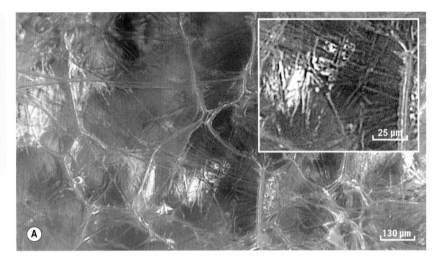

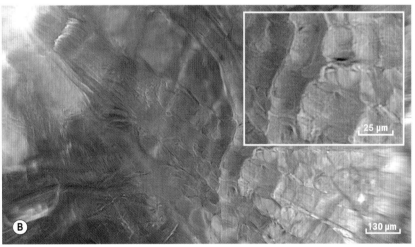

脂类是亲水的，很可能在相邻的微液泡之间、微液泡和循环系统之间的液体交换中起重要作用。这就可以解释微液泡中高浓度脂类物质的存在。

每个微液泡在运动中会改变形状，但是其体积仍保持不变。尽管微液泡内的体积似乎是不可压缩的，但内部压力各有不同，这取决于微液泡所处的组织的运动。该性质保证了压力在微液泡网络中的传递。运动幅度越大，组织内的微液泡就越小且更密集。

水合作用的吸引力是由一种叫糖基化蛋白介导的。这种基本的蛋白聚糖组成了一种核心蛋白质，该蛋白质具有一条或多条共价糖胺聚糖链。

糖胺聚糖是一种由多重双糖组成的长链多糖（图 2.21）。它的强负电荷会吸引水分子，使其穿过微液泡膜，这就确保了微液泡膜的水合作用（吸引和保持水的作用）。反过来又保证了微液泡内压力维持能力和抗压能力，也就能解释微液泡适应形态改变的能力。

在微液泡凝胶中，可能存在胶原纤维与蛋白聚糖之间的连接，这种连接由 Ⅳ 型胶原纤维提供，类似珍珠项链。Ⅰ 型胶原纤维和较小的蛋白聚糖，如整合素之间的直接联系也能观察到。这种连接也存在于 Ⅰ 型胶原纤维和大型分子之间，如透明质酸（或透明质酸盐）。

图 2.21
糖胺聚糖的排列。糖胺聚糖是一种长而无分支的多糖。微液泡凝胶中胶原纤维与蛋白多糖之间的结合可能由 Ⅳ 型胶原所提供，其内没有空无的空间（400 倍）

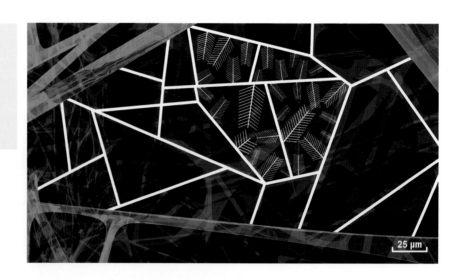

水是一种主要的构成物质，在每一层级物质上都存在，对环境很敏感，加压会产生反应，彼此独立但又相互联系，经常被研究者忽视。它的存在是一个不可否认的事实，在对组织的观察中很明显（图2.22A）。手术切入后解剖结构的湿润外观就是证明，证明我们的身体一定是充满水分的（图 2.22B 和图 2.22C）。但是手术经过几分钟后，这些组织的迅速脱水也是一种常见的现象，因此，我们需要去滋润这些组织，这些组织在手术灯下更容易脱水（图 2.23）。尽管有着不同的显微解剖结构和功能，这些被水浸满的微液泡都处于压力之下，就像血液在循环系统中，尽管压力较低，它们的流动状态（每个网络中的液体流动）是相互联系的。

很明显，一个关于皮下组织滑移的生物力学的解释一定要考虑到液体动力学的基本原则，如渗透压、表面张力和范德华力（皮尔·埃尔巴热 <Pr Herbage>，INSERM 实验室，法国里昂，2004 年 11 月，个人交流）。

图 2.22

A 一个皮肤切口，显示体液在身体中的重要性（10 倍）

B 流体与纤维紧密相连，但容易离解（130 倍）

C 某些患者的体液渗出到整个手术区域（130 倍）

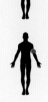

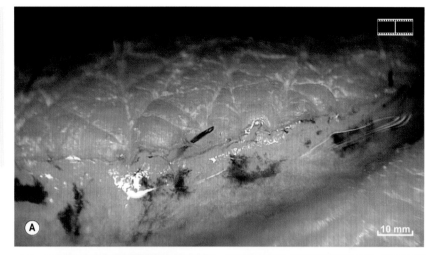

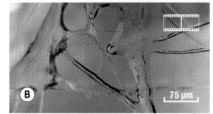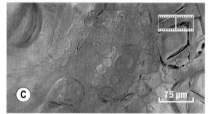

图 2.23

手术过程中组织的快速脱水是一种常见的现象（40 倍）

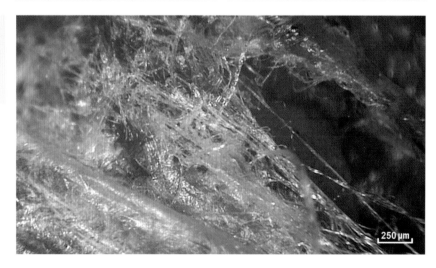

结构内部的小气泡

我们经常在大的纤维结构中发现一些小的气泡（图 2.24），它们的大小相差很大。我的同事们认为这些小气泡实际上是大气压下的空气在手术中被意外引入的，它们不是一种自然现象。然而，这样的现象太过频繁时，我们便觉得不是这个原因。所以，还需要进一步研究这些气泡中所含气体的比例。气体交换是一种可能的原因，就像一种纤维允许液体的流动（如淋巴），实际上这些液体是组织间液。内镜检查将使我们能够更好地描述和理解这个充满液体和纤维的世界。

图 2.24
在大纤维结构中，我们经常看到不同大小的微气泡。这可以用气体扩散来解释，但我们并不完全理解这种现象
A 200 倍放大率
B 200 倍放大率
C 400 倍放大率

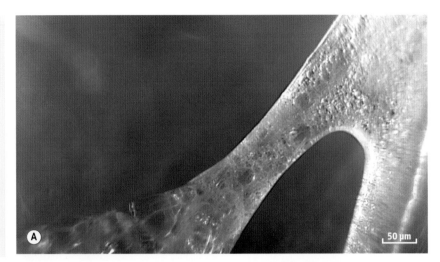

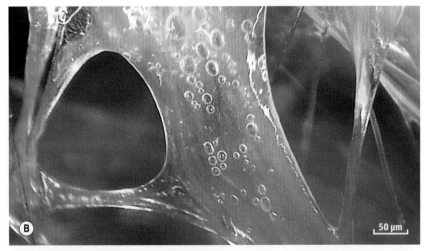

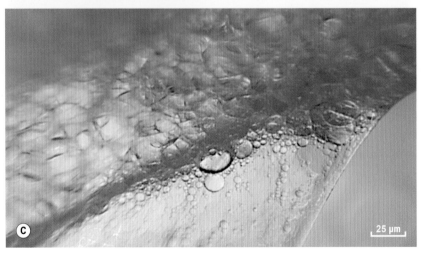

在这种微液泡网络中，纤维能抵抗张力，微液泡内的液体能阻抗压力。微液泡内液的体积保持不变，这使我们能够解释体内的水分分布。自然地，任何尝试解释身体内部水分分布的说法都需要考虑满足生物体的所有其他要求。

结构形态的概念

在第 1 章中提出："这种组织的连续性是如何构成的，这些纤维是如何保证组织凝聚的？它们是如何结合在一起构建一个结构形态的？"

关键要点
微液泡系统各组成部分之间连续的、持久的连接影响了组织结构和纤维框架的构成，这解释并确认了结构形态的概念（图2.25）。

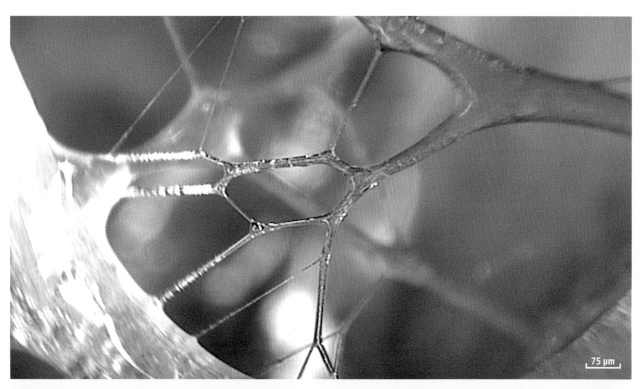

75 μm

图 2.25
结构形态的概念是组织结构和其成分之间持续、永久的连接的结果。不同的生物力在构建和维持一个结构形态上起了重要作用

通过不规则的分形方式，纤维决定了微液泡的体积——被糖胺聚糖凝胶填充，通过积累和叠加，这些多微泡的多面体单元构建了复杂的形态。由此构成的纤维框架满足了其在体内的结构作用。

> **关键要点**
> 一个生物体必须是结构化的，但是它也需要是能够移动的、柔软的、有适应性的、自给自足的。

• 移动。移动意味着这些结构在不影响相邻周边结构的情况下，协调一致地运行所需的任务。移动结构被赋予了一种组织记忆的形式，使它们能够在进行必要的运动后，回到原来的状态，除非在机械运动中受伤。

• 柔韧。组织结构必须能够很容易地弯曲而不会损伤或断裂，易于约束并促进各成分间功能上的相互依赖。

• 适用性。适应能力强的结构能够对任何意想不到的机械变化，如突然的牵引力做出迅速反应，这要求它必须改变自身的形态。

• 自给自足。自给自足意味着生命的基本需求，如电能、氧气、代谢因子，需要在活体组织中不断扩散，不管施加什么限制，或者需要什么体力劳动。只有提供能量的通道被整合到组织的结构中才可以实现这一点。

红线问题

为了满足生命体的其他要求（灵活性、柔软性、适应性与自给自足），我们现在可以回答第 1 章结尾（第 56 页）的第一个问题。

> **红线问题**
> 1. 这种组织的连续性是如何构成的，这些纤维是如何保证组织凝聚的？它们是如何结合在一起来构建一个结构形态的？

我们从这一章中看到了纤维是如何缠绕构建微液泡体积的——通过"微液泡"创造组织的连续性和内聚力，从而形成结构形态。

罗伯特·施莱普博士的评论

在接触到这些关于筋膜的图像和描述后，应该去问患者——而不是手法治疗师——触感会有怎样的变化。如果患者说感觉到更紧密的、更慢的但是更深层的接触，我不会感到惊讶。

在作为一个科学研究者和手法治疗师的职业生涯中，我注意到，一般在科学实验室花了好几天之后，我的手、心、大脑再去接触患者组织时的能力会变得不那么精细和娴熟。一般来说，这是经过几天被传统的解剖学教科书中关于肌肉和筋膜的图片催眠之后出现的情况，或者是在解剖大厅里和用福尔马林保存的尸体一起工作几天后。这些研究对我的能力提升是有帮助的，但是它们会减少我在治疗时的触觉敏感度。解剖图片的欺骗性不仅来自它们的人工编排的结构，而且图片无法展示在自然条件下的半流体特性。在课本图片下，很容易认为筋膜和肌肉是干燥的器官，就像在书本上或一些解剖展上展示的一样。事实上，正如甘博图医生展示的漂亮图片和描述，活体筋膜的特性与干燥的组织图片几乎没有什么相似之处，就像梅子干、葡萄干或干橘子与多汁的李子、葡萄和新鲜的水果相比没有什么相似之处一样。

作为一名兼职健身教练讲师，我经常有机会向我的学生展示甘博图医生那些关于筋膜的令人印象深刻的音频纪录片。过后我总是在学生的身上观察到不同的工作质量。这种情况也发生在我自己身上，现在已经是一个可以预测的能力了，当我再次作为一个治疗师接触筋膜的时候，我感觉到自己手下的工作质量发生了巨大的变化。在组织中遇到一个很坚硬的地方时，我不再用很大力去对抗感知到的阻力，可能在处理固体干燥材料，好比处理缠绕的绳子时用力是正确的。相反，当重新记起纤维筋膜网络的液体特性和复杂本质，就像在本章节中讨论的一样，就更能理解要用较小的力去工作，而不是将纤维和纤维彼此撕裂。研究半流体的纤维是如何通过结节点的轻微移位、纤维的拉长（就像拽长胶水一般），或是通过逐渐的分叉而被解开，会更有说服力，具体可参考本章节中的一些图片展示。

关于筋膜治疗师，有一种说法是，你看到什么（在你脑海中），你就得到什么（工作能力）。如果你想继续用一种很大力的工作方法，那就没必要把你脑海中的干燥的肌肉和筋膜组织替换掉。然而，如果你愿意尝试更多的探索和更温和的手法，我强烈推荐你仔细阅读本章节中的图片和描述，之后可以用新学到的知识去帮助理解你的手及其皮肤下的筋膜液体的相互联系。

流动性与适应性 3

概述

通过观察，我们看到这种微液泡——其内充满胶原和糖胺聚糖或细胞——组成的精细的微纤维结构，由于其流动性和其他固有特性，能够适应三维结构内所有类型的约束。

在运动中保持组织的连续性

结缔组织和筋膜系统的纤维网络从来都不是自发地移动。外力的施加是必需的，无论是外部的，如按摩过程中，还是内部的，像肌肉收缩或肌腱移动。

在电子内镜检查过程中可以看到这些纤维结构的流动性，但是摄像机有限的拍摄深度使得其难以精确地聚焦在特定的结构上。这也令视频分析困难且耗时。一些图像是可遇不可求的！

当肌腱滑过周围的结缔组织时，原纤维分裂并交织在一起。这种现象大约于视频开始3秒后清晰可见（图3.1）。当肌腱微液泡通过周围的结缔组织滑移时，录像记录到了肌腱附近的纤维和原纤维运动的可靠证据。首先，纤维通过剧烈颤动立即对最轻微的机械约束做出反应，然后较大的纤维移动并延长。原纤维和纤维都能移动。微液泡是由纤维和原纤维组成的，它们也可以通过拉伸、扩展和缩短来适应运动，同时又能恢复到原来的形状（图3.2）。要做到这一点，所有的组成单元都必须具备一定的内在性质，如弹性和内在凝聚力。

让我们通过检查皮肤牵引过程中下面的纤维运动，仔细看看这些纤维和原纤维的运动方式。

图 3.1

肌腱滑过周围组织，原纤维在那里分割交织以适应。约在视频开始3秒后可以看见，为了清晰起见，纤维用黄色突出显示。首先，纤维立即对最轻微的机械约束做出反应，剧烈颤动，然后较大的纤维移动并伸长（60倍）

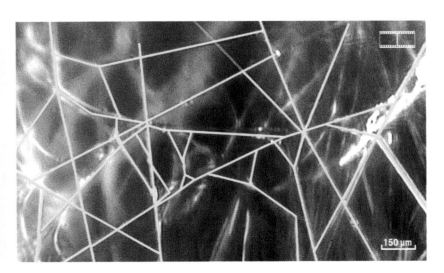

150 μm

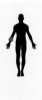

图 3.2
微液泡可以通过拉伸、扩展或缩短来改变形态（适应），并且仍然能够恢复到其最初的形态。这些变化同时发生，并与纤维系统的运动同步回到其初始形态（60 倍）

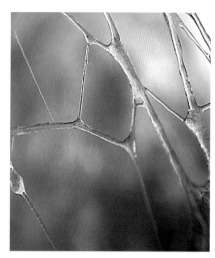
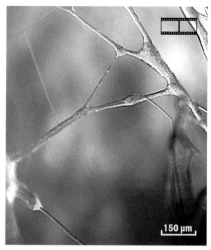

纤维和原纤维在运动过程中的力学行为

纤维的行为导向发生在力的主要方向上

• 我们对组织逐渐施加牵引力，最大为每平方厘米 3 牛顿。同时在 2 秒的视频内，确定了滑移系统的五个运动阶段（图 3.3）。

• 阶段 A（持续时间 0.15 秒）显示原纤维立即起反应，一旦对组织施加牵引力，原纤维就开始颤动。

• 阶段 B（持续时间 0.35 秒）使我们看到一些纤维在力的方向上并不完全对齐。

• 阶段 C（持续时间 0.45 秒）表明一些原纤维采取一定的运动，以发挥它们机械参与和呈递压力的作用。

• 阶段 D（持续时间 0.55 秒）使我们看到，随着牵引力的增加，原纤维在力的方向上自主并齐。

图 3.3
皮肤下的纤维运动响应施加于皮肤的牵引力，显示在运动过程中纤维走向在力的主要方向上。滑移系统的五个运动阶段已经在 2 秒的时间内被选定（参见文本）。在视频的第一个停顿中，我们突出显示纤维以识别它们。此后，视频在每个阶段都会暂停（20 倍）

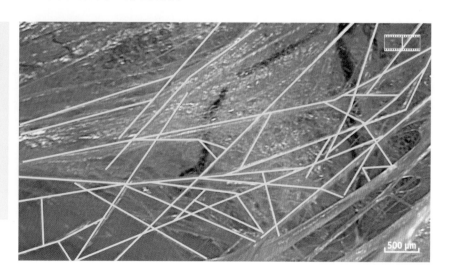

• 阶段 E（持续时间 0.45 秒）牵引末端，可见远端相关的纤维逐渐朝向同一方向移动。

注意，所有的原纤维参与局部组织对牵引的反应：微液泡因压力而改变形状，它们的体积会被压缩（其内部压力也改变）。原纤维随着应变施加在它们的胶原结构上而变硬，并且随着牵引力的增加，牵涉的纤维数量也将增加，这可能解释了随着牵引力的增加而感觉到的组织阻力。这表明张力纤维增加的数量与外科医生在牵引过程中及手法治疗师在软组织操作中感受到的阻力相关。

关键要点
原纤维的并行排列总是发生在所施加的力的方向上，并且在正常的生理条件下完成，而没有原纤维的破坏或破裂。

有些原纤维比其他原纤维移动得更多，而且它们的反应强度不同。换句话说，我们没有看到原纤维的全局线性变化。尽管如此，组织的连续性始终保持着。力量被传递、分布并且最终被吸收，但是这样做的方式看起来是非线性的，因为纤维运动的种类和强度似乎是不可预测且可改变的。该内容将在第 5 章进一步探讨。

最大效率和力量吸收

正如我们在第 1 章中所看到的，并且在体内不间断的观察中，纤维结构允许最大程度的移动而不影响周围的组织。因此，纤维必须能够吸收与约束有关的力，因为它们必须在不破裂、破损的情况下处理受到的限制。因此，原纤维弹性的生理极限受到重视，并且在正常生理条件下不允许组织发生破裂。任何这样的中断都会导致血管和神经的破坏，并导致信息和能源供应的中断。

流变关系，即制约与扩张之间的局部关系，不可能是无限的、线性的，因为它是在一个弹性系统内，并且我们也未曾观察到这种关系。

当胶原纤维达到其最大的伸展可能性时，它们不能进一步移动。有两个解决方案：

• 纤维断裂或破裂，这是一个不可取的生理解决方案。
• 可能会有另一种力学解决方案涵盖更普遍的纤维反应。

每根纤维在达到其最大拉伸点之前都会聚集相邻的纤维，然后使其处于张力状态，但这种张力会略微减小。第二根纤维将以相同的方式工作，在到达其最大拉伸点之前，它将联系另一根相邻的纤维，依此类推。这便可以解释力量的分散——一种能避免纤维破裂风险的稀释效应。距离最近的纤维完全膨胀，而最远的纤维只有轻微的牵扯。这个系统让人想起悬吊系统。我们现在可以解释其如何同时容纳两个明显矛盾的角色——与载体完全接触的最佳有效运动，以及周边的能量吸收——而不会干扰周围连续的、移动的、交叉的原纤维组织。

如果这个基于仔细观察的假设被证明是普遍正确的，那么它构成了一个令人惊讶和完美的生命体最佳运动需求的解决方案。

单根纤维的纤维间运动

各种复杂的纤维间运动能够确保运动和能量吸收的矛盾作用是可以同时进行的。

原纤维延长

似乎只要运动开始，原纤维就能够伸展，从而增加它们的长度。这种原纤维拉长的能力是我们看到的第一个属性（图 3.4A、图 3.4B 和图 3.4C）。纤维的长度可以增加 15%~20%。无论是轻或重的牵引作用，这是最初的纤维反应和最常见的观察结果。在某些原纤维延长的过程中，有时会在牵引过程中看到在内部伸出的小环形凸起，与蚯蚓出土或喷泉涌出类似（图 3.5）。这可能是分子（可能是弹性蛋白）预先安排的，以便允许在原纤维的该区域膨胀和收缩，允许原纤维回到其初始位置。然而，这些凸出的环并不常见，并且通常只是原纤维变长，而不显示其内部结构的任何变化。

图 3.4
A 一个动画图来说明纤维的延长
（60 倍）

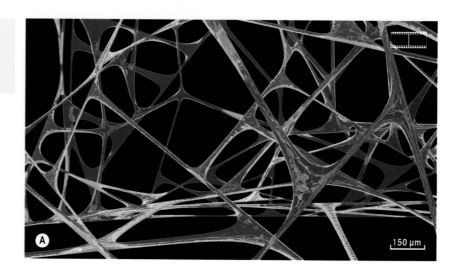

150 μm

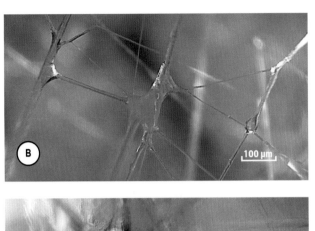
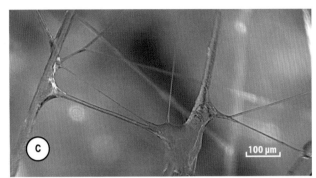
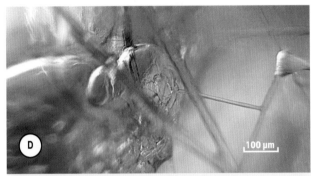
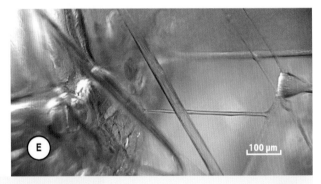

图 3.4
B-E 一旦运动开始，原纤维做出伸展和延长反应。注意 B 和 C 之间以及 D 和 E 之间处于中间位置的水平状态下原纤维的长度变化
（100 倍）

图 3.5
在延长某些原纤维的过程中，有时会在牵引时看到在原纤维内部伸出的小的环形凸起。这类似于蚯蚓出土或喷泉涌出
（150 倍）

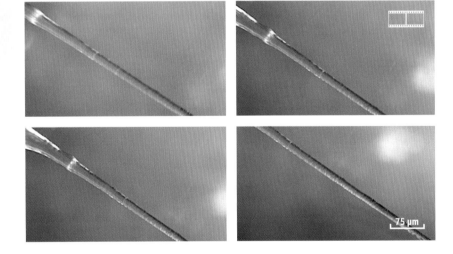

原纤维移动

　　原纤维沿着其他原纤维的迁移是另一个常见的现象（图 3.6）。移动连接的存在使得一个原纤维能够沿另一个原纤维滑移。通过这种方式，能量在整个纤维网络中被分散和吸收，这确保了作用于组织的约束力的有效分配。

图 3.6

A 纤维与其他纤维的移动连接是较为常见的移动方式。通过这种方式，能量在整个纤维网络中被分散和吸收（100 倍）

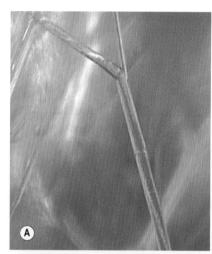
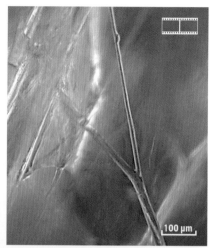

图 3.6

B 动画图说明纤维的迁移（60 倍）

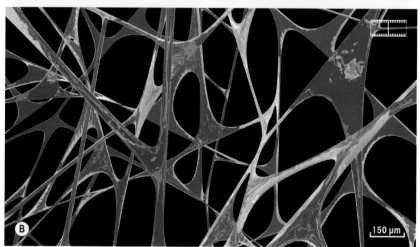

原纤维分裂

在更强的牵引力下，我们看到原纤维能够分成两个、三个或四个较小的原纤维（图 3.7）。这意味着能量分散同时在几条原纤维上分布，因此可以被更有效地吸收。

原纤维分裂和原纤维相互滑移似乎出现在不同的"分离区"，这提出了形态决定论的问题（图 3.8）。

图 3.7

A 原纤维具有分成两个、三个或四个较小原纤维的能力,从而促进了三维的能量分散(150 倍)

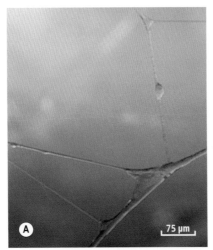
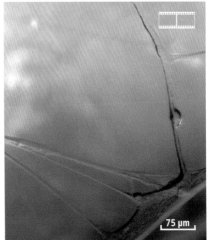

图 3.7

B 动画图解说明纤维的分裂(60 倍)

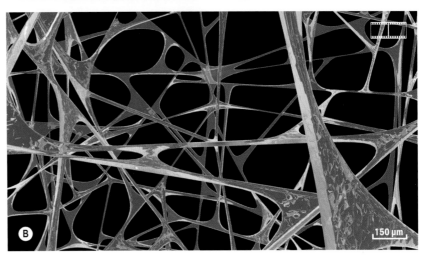

图 3.8

似乎这种分裂和滑移的运动只发生在不同的"分离区"。这就提出了形态决定论的问题,即这些区域是否可以预先确定(400 倍)

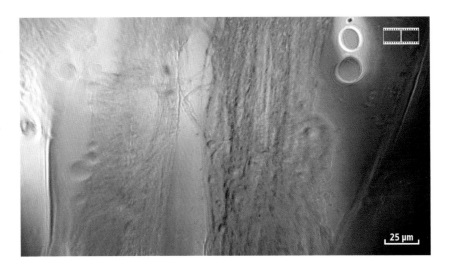

原纤维也是互相联系和固定的

有时纤维间的交叉或连接是稳定的，似乎并不是动态的。这种真实而独特的稳定性解释了移动过程中形态的整体永久性，并且提出了一个预先决定的架构和行为结构的设想，这些结构和行为并不是完全随机的（图3.9）。其他连接不可见，但是当新的纤维出现在中间序列时它们一定存在（图3.10）。

图3.9
我们在视频中看到的两条纤维之间的联系显然是稳定的。这也提出了一个预定的架构和行为的想法，并不是完全随机的（200倍）

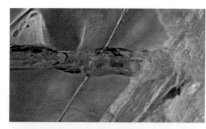
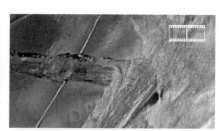
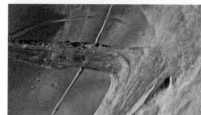
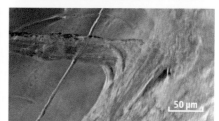

图3.10
有时在连接序列开始时会出现不可预见的新纤维。它们与另一种纤维连续，尽管起初没有任何迹象表明这种连续性。在这个视频中，一个新的纤维出现在序列的末尾，并在运动中发挥力学作用（100倍）

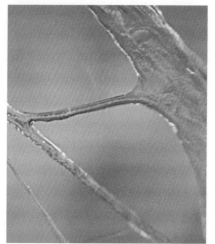
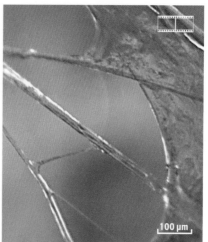

这些观察结果难以记录，只能用直径10微米或更大的原纤维进行标识。

微液泡内的纤维间运动

微液泡内的原纤维之间也发生运动。在微液泡内观察运动期间，不可能忽略其他类型胶原（例如Ⅲ型和Ⅳ型胶原蛋白和糖胺聚糖）的机械作用。平常情况下很难看到微液泡内的Ⅲ型和Ⅳ型胶原蛋白纤维，但是在高放大倍数的观察下可以看到由更小的原纤维组成的交织网络。这些原纤维在不受拉伸时呈波浪状（图3.11）。这是纤维结构的分形性质的进一步证据。

图 3.11
高倍放大观察原纤维之间的空隙显示了其中的交织，其本身由较小的原纤维组成。这些较小纤维在不受拉力作用下呈波浪状（150倍）

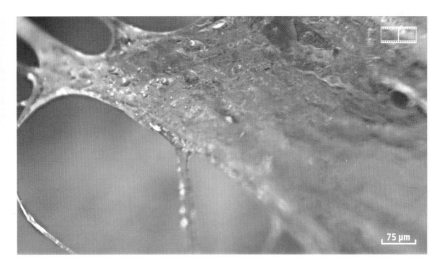

这些纤维间运动意味着某些纤维状交叉点能够瞬间融合或分离。有可能是发生在分子水平上的聚合和解聚，也涉及胶原蛋白或弹性蛋白。这方面还需要进一步的研究。

整体力学结果

图片展示出来的纤维运动如烟火般，其解释了原纤维网络的全局动态行为（图3.12）。原纤维相互缠绕、交织、重叠，但在牵引组织时表现得很协调和谐。原纤维按照施加在组织上的力的方向排列。延长似乎是处理机械约束的主要反应，在促进运动方面起着主导作用，而分裂、滑移和纤维网络的分形组合也确保了力量在整个网络中的扩散。

图 3.12
纤维结构的移动性、柔韧性和弹性创造了巨大的纤维运动焰火（展示出来的纤维运动如烟花一般绚烂）（60倍）

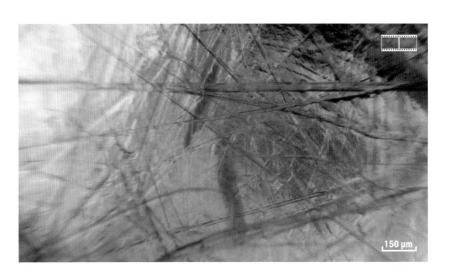

延长、分离和滑移的组合也允许组织在任何方向和三维方向上移动，特别是在运动过程中。这些现象也解释了施加的力如何在一定距离之外消散和失去。这些力对周围组织没有影响的事实证明了纤维系统的能量吸收能力。

关键要点
这三种不同但紧密相关的纤维行为的组合作用使得纤维网络能够适应三维框架内的约束，同时分散和减少力量上的约束，并保持结构恢复静止位置的能力（图3.13）。

图 3.13

这三种截然不同但又紧密相关的纤维行为的组合作用使得纤维网络能够适应三维框架下的约束力（100 倍）

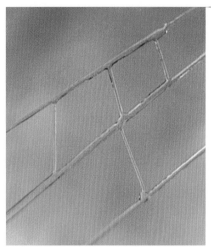
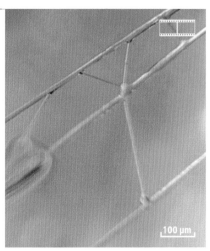

100 µm

这种惊人的原纤维行为涉及数十亿原纤维的同时移动。这三种运动组合的动态潜力是不可估量的（图 3.14）。

图 3.14
A 这三种组合的动态潜力是不
　可估量的（60 倍）

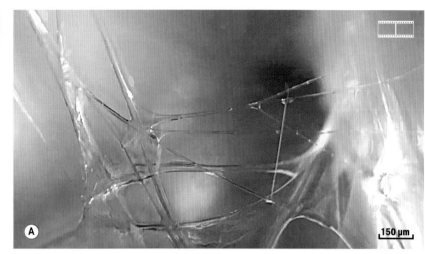

图 3.14
B 动画图说明纤维的动态潜力
　（60 倍）

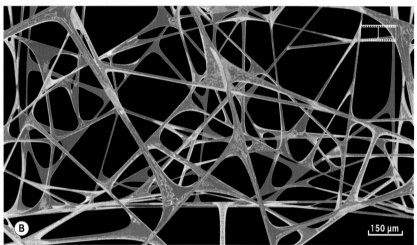

红线问题

红线问题
2.这种纤维连续性如何允许出现两种动态对立的作用，既同时确保移
动、力的吸收和滑移，又对周围组织没有影响？

　　这种运动的组合为我们提供了一些答案，现在可以解释纤维流动
性，适应明显矛盾的角色（高效的机动性、能量吸收和这些运动的相互
依赖性）的能力。

　　我们现在知道纤维连续性由多微泡和多纤维网络提供。这些结构能
够一起移动以执行所需的任务，而不会影响邻近和外围的结构。移动结
构也被赋予一种组织记忆的形式，使得它们一旦结束所需的运动就总是
能够回到其原始状态，除非在运动中受伤。

让－皮埃尔·巴拉尔医生的评论

　　整骨疗法医师是尽力恢复患者身体良好机动性的机械师。患者信任他们的双手，但很多时候却不知道身体对他们的治疗如何反应。

　　让-克劳德·甘博图医生的研究对于我们来说是必要的。它帮助我们更好地了解人类有机体。一般在医学上，我们讲两种流动性。

　　1. 施加在结构上的外力产生的可见运动。

　　2. 小动作的组合，常常很难或不可能看到，如蠕动或肠内肌肉波状的收缩。

　　整骨是动力的，这是不同的。这是器官本身产生的一种不可见的、微妙的运动——一种特定于每个器官的内在运动。就好比每个器官的细胞在运作良好时，都将其能量的一部分转化为微小的和谐运动。

　　让-克劳德·甘博图医生的工作表明，当你对组织施加一个力时，最初是一个简单的动作，组织会对施加的力做出反应，但是稍后还有一些更小、更复杂的动作。这些后续运动的方向是不太可预测的。这对我们非常重要。每个从业人员都是按照自己个人的逻辑化的方式进行工作的，但是我们无法完全控制人体的反应。我们必须保持谦虚，承认自己职业的作用只是向身体发出一个"良好的信息"，但接受了我们的"信息"，它会以自己的方式做出反应。这是整骨疗法的创始人安德鲁·泰勒·斯蒂尔（Andrew Taylor Still）在解释手法治疗时所用的基本原则之一。谈到身体部位的活动受到限制的时候，他经常说："找到它，固定，然后顺其自然。"

　　另一个由甘博图医生的研究所强化的概念对我们也很重要：紧张和压力的概念。简单地说，通过作用于组织，我们试图影响纤维的方向以及不同体腔和管道的压力，如颅骨、胸腔、腹股沟管和腕骨管。任何一种异常的组织张力都会影响空腔内的压力。让我们以胸部为例：为了扩张肺部，需要保持负压。若肋骨或胸膜出现问题，将改变这种压力，这也会影响血液中的氧气、二氧化碳和pH。

　　最后，甘博图医生解释，身体对三维空间都有反应，这是一个关键点。在身体里，没有什么是绝对平坦的。我们的手必须在所有可能的方向上测试纤维的受限移动性。如果你错过了一个方向，结果永远不会完全令人满意。我们必须帮助并支持体内的适应补偿体系。

细胞与纤维结构的关系 4

概述

血管在动脉侧的微循环保证了生命的基本能量要求，如氧气和代谢营养素，连续不断地分布在整个活体组织内。神经保证各信息组分的分布，无论施加什么约束或需要什么体力劳动，这种分布都能保持。只有当信息和能量的供应途径被整合到组织的活体组织中，在没有阻碍或障碍的前提下去确保最大的效率，这一切才能实现。无论是血液、神经或淋巴管，它们必须伴随生理活动才能继续正常运转。因此，我们需要更多地了解血管、神经、淋巴和纤维结构之间的关系。我们还需要知道细胞在皮肤下是怎样分布的，此外，也要了解这些纤维结构是否是能量和信息分配到细胞的途径，而细胞又是如何适应我们在前面章节中看到的纤维缠结的。

细胞形态与分布

细胞形态多种多样，可以表现为方形、圆形或椭圆形，或类似于简单的四面体或五面体等，但它们都是各不相同的。我们在原位观察的活体细胞也看到了各种各样的细胞颜色、大小及其所处的位置。

由于大多数细胞的体积小，难以识别具体的细胞类型，在术前内镜检查细胞水平较为不易，如肌肉细胞、表皮和真皮细胞特别难被观察到。然而，黑色素细胞有时在表皮深处可见，并且它们的棕褐色很容易被识别。它们位于表皮和真皮的连接处，就在乳突状脊上方（图4.1）。

图 4.1
皮肤的横断面，展示了在乳突真皮层边缘褐色的黑色素细胞，这是真皮最重要的区域。乳突环似乎延伸到已知的表皮最深处，即马尔皮基（氏）皮层（Malpighian layer）之外（60 倍）

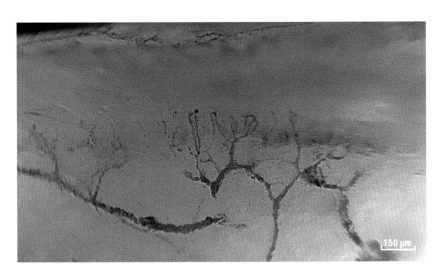

150 µm

在皮下组织，细胞则变得更容易观察，最明显的是脂肪小叶中的脂肪细胞。在肌腱周围组织更柔软、密度更小、纤维编织得更松散，并且在纤维上或纤维之间可以识别出一簇簇细胞的滑移区。

细胞有时分布在肌腱、神经、静脉或肌肉的表面（图4.2）。

不同细胞的鉴别特征

• 在皮下组织脂肪小叶中发现的脂肪细胞通常是淡黄色，它们的直径为 60~120 微米不等，由它们组在一起形成的小叶有平滑、圆形的轮廓。这些脂肪细胞中部分有很好的血液供应，但在其他区域毛细血管稀少，脂肪细胞血管化程度似乎较低（图 4.2 ）。

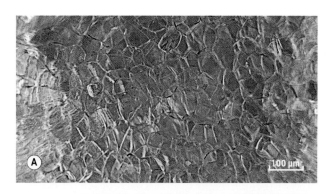

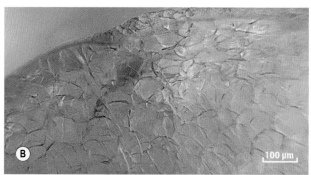

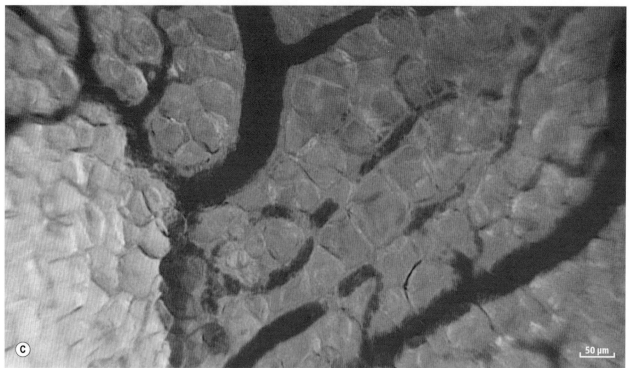

图 4.2
脂肪细胞的颜色由浅黄色到亮黄色或琥珀色不等，有时几乎是白色的（100 倍）
A 脂肪细胞附近似乎没有血管
B 脂肪细胞又有一些血管
C 脂肪细胞高度血管化

• 在脂肪小叶、肌腱膜和滑移区的肌腱周围等区域细胞是不同的。在这些地方，它们的直径为 30~100 微米不等，均呈琥珀色。不过，有时它们可能是非常淡的黄色，甚至是透明的（图 4.3）。

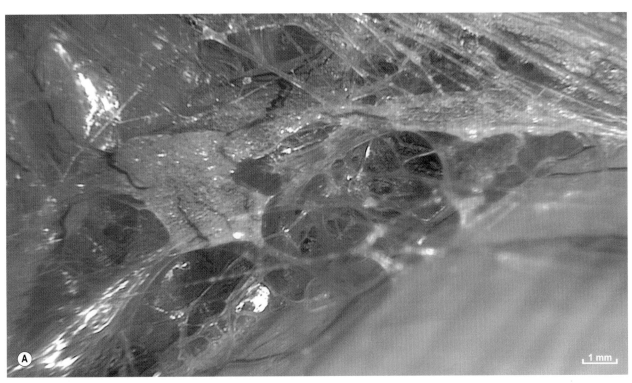

图 4.3

A 在组织密度较低、柔韧性较差的区域，可以观察到细胞群。这些是在皮下组织下方和肌腱膜上方发现的（10 倍）

图 4.3

B 这些细胞群被称为集群，包含数以百万计的细胞（30 倍）

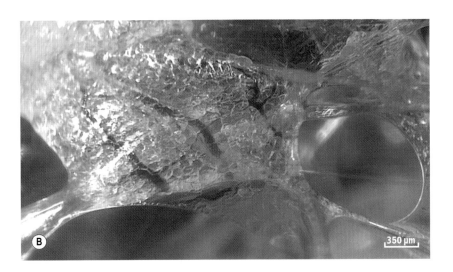

• 它们被发现在血管周围和沿着血管各种不同形状的团簇中，其分布类似于沿着一条道路建设的房屋，穿过一个小城镇或村庄，在村庄的中心密集，而在两边稀疏。这些成群的细胞类似于葡萄串或鱼卵，但它们的形状通常是长方形的，而且在体内比体外更大。每个团簇中的细胞数取决于其长度，两毫米长的细胞集群度至少包含 500 万个细胞。我们分析了这些细胞，其中许多（20%）是未成熟的细胞，这些可能是成纤维细胞脂肪、前脂肪细胞或多能细胞。它们有一个拥有包含大量线粒体的大细胞核，这显然是巨大的胶原蛋白生成体。

• 这些细胞有时分布在肌肉、肌腱、神经或静脉的表面，它们覆盖了这些结构的表面，就像在草地上生长的野花。但是，在某些区域（图4.4），除了在血管趋向性方面，我没有能够找到任何关于它们分布的可辨识逻辑。

图 4.4

细胞分布在某些区域的表面
A 肌腱（10 倍）
B 神经（40 倍）
C 静脉（40 倍）
D 肌肉（40 倍）
它们覆盖这些结构的表面，像一个桌布，或在草地上生长的野花地毯。

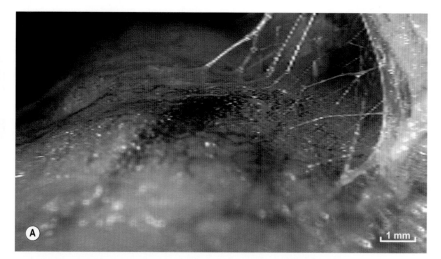

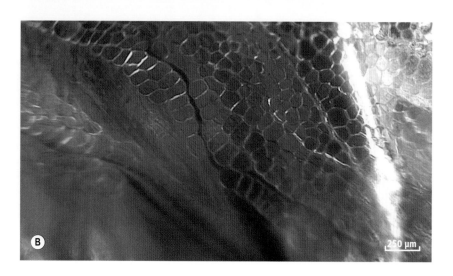

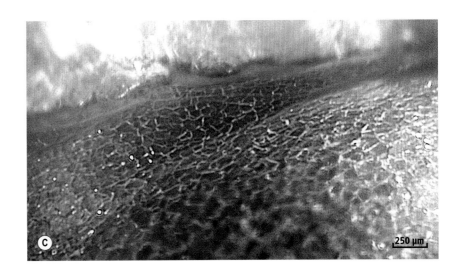

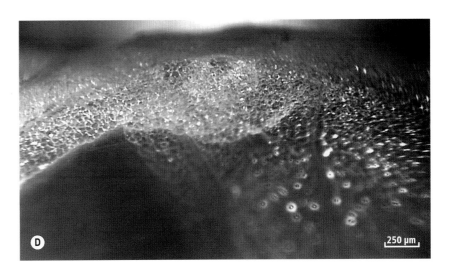

纤维与细胞的关系

在此必须强调，这些细胞群完全被周围的纤维网络包裹环绕，它们嵌入在这个框架内。细胞组织被支持、维护，并且其形态很有可能是为这种相互交织的纤维组织所影响（图 4.5 ）。

关键要点
细胞与细胞间隙之间也具有完全的连续性。

图 4.5

A 毫无疑问，细胞在空间中的位置是由这个纤维缠绕的交织空间决定的（60倍）

B 细胞和细胞间隙之间有完全的连续性（200倍）

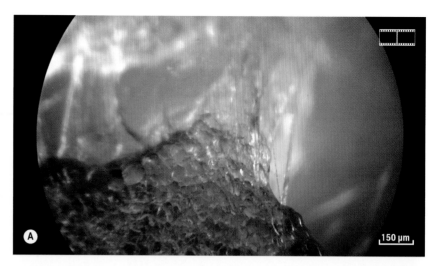

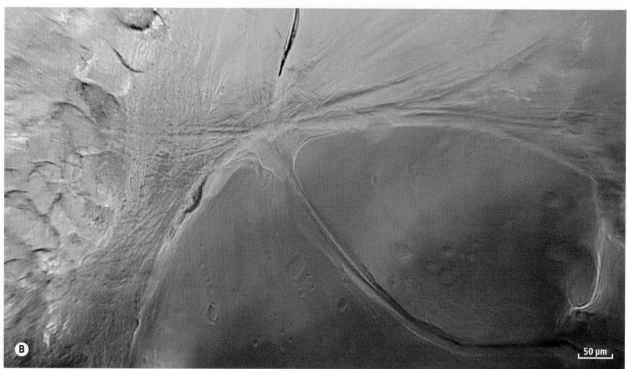

关于细胞、血管和纤维之间的关系，有一些有趣的观察。

• 如前所述，微血管中发现了大量的细胞（图4.6），就像在小血管里一样密集地串在一起。

图 4.6
很多时候，细胞沿着微血管形成集群（130 倍）

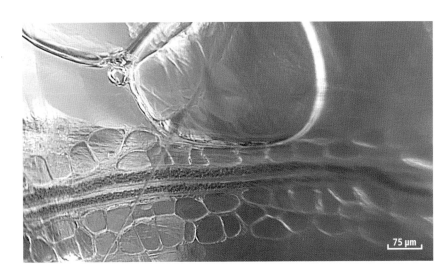

• 沿着纤维，细胞可以成对地出现，就像一片草地上的瓢虫，或者就像在小社群中的家庭一样（图 4.7）。

图 4.7
A 和 B 有时我们看到只有个别细胞在离主要细胞群一段距离处沿着纤维串起来（200 倍）

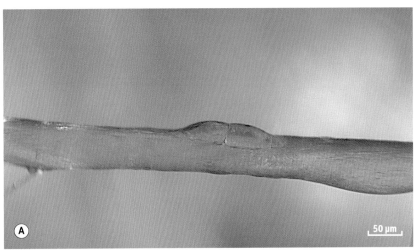

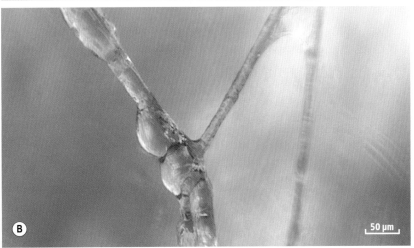

• 我们有时会看到成群的细胞，排列成几层，似乎完全是在为纤维拓殖。在其他情况下，细胞群似乎使纤维陷入其间（图 4.8）。

图 4.8
有时会遇到好像完全为纤维拓殖的细胞群。
A 细胞被安排在诸如绝缘层等多层结构中（20 倍）
B 细胞像毛毛虫一样爬上去（60 倍）
C 悬挂的原纤维连接结构（130 倍）
D 有时成群的细胞似乎吞下了纤维（200 倍）

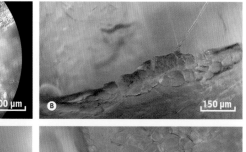

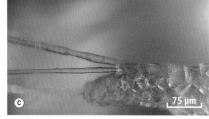

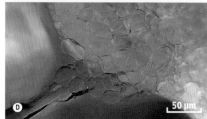

• 有时，我们看到几个细胞，通常只有两三个，它们位于细胞的主细胞群之间，在一定距离内完全隔离（图 4.9A）。它们在那里做什么？它们是正在迁移到别处的过程中，还是永久地留在这里？

• 细胞间的黏附力不是永久性的。有时它们具有很强的凝聚力，形状多呈棱角或多面体形（图 4.9B）。在其他情况下，细胞间的凝聚力较弱，细胞更多呈现的是球形（图 4.9C）。

图 4.9
A 有时，在稠密的细胞群之间，我们遇到无可见血管供应的单个细胞（60 倍）

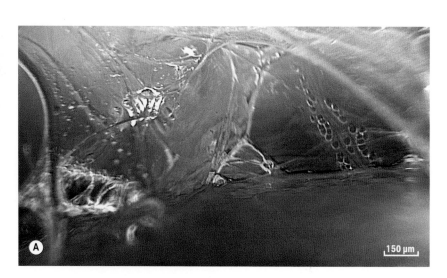

图 4.9

B　在某些区域，我们看到了牢
　　固的细胞间凝聚（200 倍）

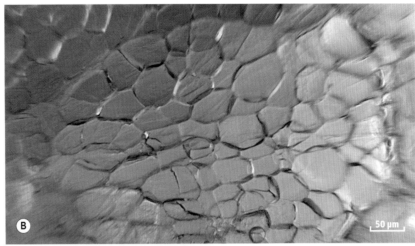

图 4.9

C　在其他区域，细胞间凝聚力
　　较弱，在这种情况下，形状
　　更趋于球形（150 倍）

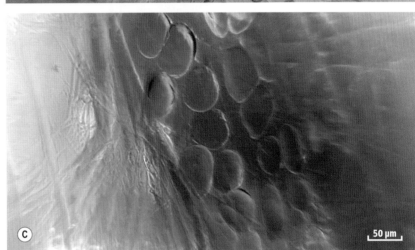

机械传输和机械传导

　　细胞在机械上依赖于它们所依附的纤维：沿着纤维的微小牵引使细胞方向和位置发生改变，甚至可以使细胞形状发生改变。考虑到其排列的复杂性，这些细胞团的流动性和灵活性是令人惊讶的（图 4.10）。这

图 4.10

考虑到它们的复杂排列，这些
细胞群的滚动性和灵活性令人
惊讶（60 倍）

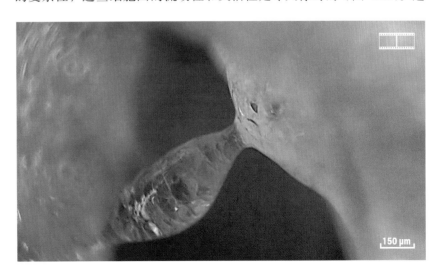

种现象是显而易见的，这可能是机械刺激诱导机械传导机制的一个例子（图 4.11）。

图 4.11
细胞完全机械性地依赖于纤维网络，当纤维上发生牵引动作时就可以观察到。在纤维上最轻微的牵引改变了细胞的方向和位置。这些细胞的形状也因在纤维上的牵引而被修改。这可能是机械刺激诱导机械传导的一个例子（130倍）

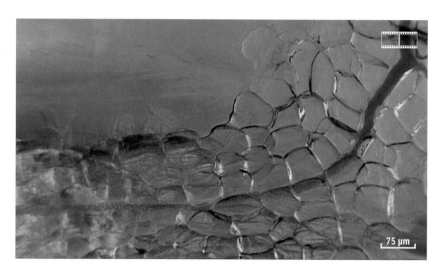

这种情况的结果尚不清楚，但在某种程度上，细胞骨架肯定受到了影响。纤维的强力牵引使细胞直径减小并延长，牵引力的释放又可以使细胞回到其初始形状和位置（图 4.12）。

图 4.12
纤维的强力牵引使细胞直径减小并延长，牵引力的释放可驱使细胞回到其初始形状和位置（130倍）

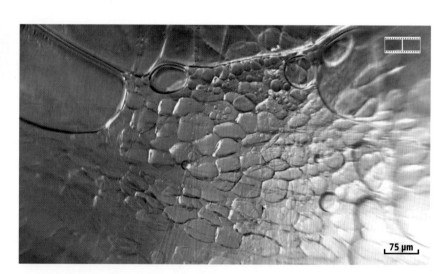

细胞外基质与细胞骨架之间通过整合蛋白的相互连接，已经在体外得到了充分的证明。一个细胞的细胞核在显微内镜下呈透明状，细胞骨架对细胞核及细胞内其他内容物的机械影响也已被证实。

目前对细胞膜的研究表明，细胞内和细胞外环境联系紧密。可以想象，纤维网络某种形式的机械刺激可能会对细胞的产生造成影响。

微液泡系统是如何确保细胞存活的？

血管供应通道有许多形状（图 4.13）。值得强调的是，它们似乎没有明显的秩序或逻辑。主要血管排列相当笔直，像树木的树干，其周围环绕着较小的血管分支。而毛细管网络的形状是惊人的，像纤维网络一

图 4.13
毛细管网的形状惊人，它们没有明显的秩序或逻辑
A 大血管被排列在相当笔直的直线上（10 倍）
B 中型血管出现分支并呈现环绕状（60 倍）
C 较小的血管通常不规则，有时曲折如乡间蜿蜒的小路（130 倍）

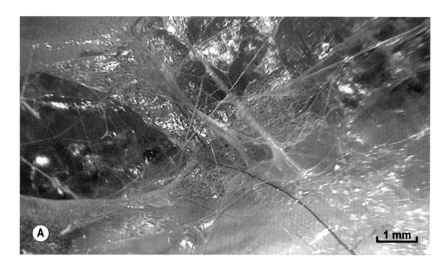

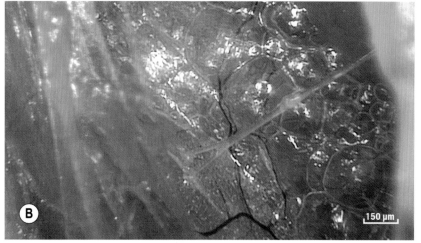

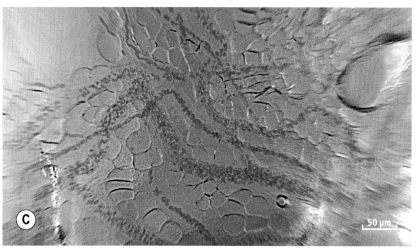

样，表面上看似乎没有秩序或逻辑。毛细血管很不规则，有时如乡间小路，相当曲折蜿蜒。

所有的神经、动脉、静脉和淋巴管利用并依赖于多纤维和多微泡结构的框架，这似乎可以说明其分布的模式（图 4.14）。

图 4.14
动脉、毛细血管、静脉和神经都利用多微泡结构作为支持，这似乎能够说明它们看似随机的分布模式（130 倍）

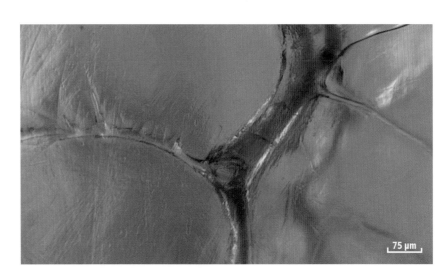

75 µm

在细胞层面，我们有时会看到一个细胞外周的毛细血管网络。每个细胞被直径大约 10 微米的微小毛细血管所环绕。令人惊讶的是，在一些区域，这适用于所有的细胞，但在其他领域，只有部分细胞以这种方式被包围（图 4.15 和图 4.16）。

然而，经常可以观察到，有些细胞不是直接连带血管的，因为它们与毛细血管没有直接接触。

图 4.15
观察的血管显示了其细胞外周分布的变化。令人吃惊的是，在某些区域直径小于 10 微米的毛细血管包围住了每个细胞（200 倍）

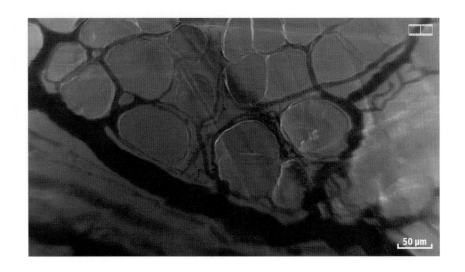

50 µm

图 4.16

A 有时几个细胞被包围得非常严密
（100 倍）

B 有时只有一些细胞以这种方式被包
围着（100 倍）

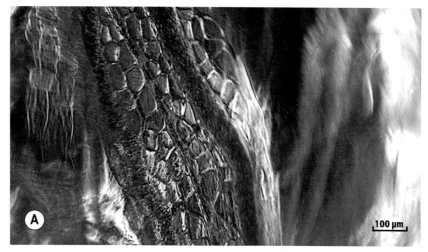

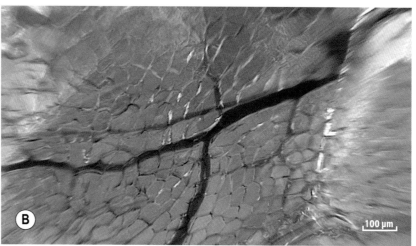

信息和能量沿着多微泡结构流动，这反过来也确保了微液泡的有效分布。这种排布的最大优点是，即使是在运动过程中，细胞和细胞外元素也可以获得源源不断的能量和信息供应，因为当纤维框架移动时，血管随之移动，供应线路不会中断。

关键要点
可以说，能量供应依赖于微液泡的体系结构以及微液泡框架的支持。

解剖学的后来者可能会对这些发现报以微笑。我们正处于这种探索的黎明，随着技术的进步，毫无疑问，新的生理学解释将会更多地被提出来。

红线问题

我们现在可以回答第 1 章末尾的红线问题 3：

> **红线问题**
> 3.这些纤维是如何适应在物理过程中同时保持移动性并提供不间断的能量的？

循环系统和神经系统是这个纤维网络不可分割的部分。

结论

在第 1~4 章中，我们描述了在手术过程中观察到的生命体。现在让我们尝试解释并试图理解所观察到的现象。为了帮助达成这个目标，我们总结出一些结论。

- 一个连续的纤维网络保证了整个身体组织的联系。

- 此原纤维网络覆盖了我们称之为微液泡的微液泡体积，这些微液泡是由细胞或胶原蛋白和糖胺聚糖填充而成的。

- 微液泡的理论可以更好地理解形态和体积的概念，以及生命体的组织形式。

- 多微泡系统确保了能量和信息的不间断传输和交换，即使在受到约束的情况下，也能通过保持特定的解剖结构功能独立性来实现。

- 微液泡的概念满足了生物体定义的必然要求，因为它为组织如何在保留其初始形态的同时适应约束提供了一种解释说明。这些组织已经处于紧张状态，所以这是有可能的。

围手术期内镜检查提供了丰富的信息。然而，许多问题仍然存在，并不只能靠观察来回答。

- 多微泡系统如何处理重力问题？

- 为什么这个纤维网络的体系结构是分形化的？为什么它看起来这么混乱？

詹姆斯·L·奥施曼博士的评论

这一切似乎表明甘博图医生已经建立了较为合理的人体解剖架构。无数解剖学书籍证明了我们对生物体结构已经有了相当详细的了解。经过几个世纪的仔细解剖观察，我们甚至认为没有什么新的观点有待发现。这本书完全粉碎了这个神话。甘博图医生正带我们开启一趟对未知世界全新的、令人难以置信和兴奋的探索航程。他的探索跟那些伟大的探险家探索新大陆、深海或其他人类尚未到达的地区一样惊险刺激。在这本书里，一个从未被造访，甚至未曾被预想过的新世界正在被打开。甘博图医生的新世界与身体中解剖看到的细胞和组织不一样，虽然后者可能是有趣并且极具价值的。它是非常近距离的观察，可以看看在人的皮肤下到底发生了什么。

"整体论"这个词使我们认识到自己的身体在结构和功能上有连续性，而这在很长一段时间里是显而易见的。各种各样的概念都与这种连续性及其生理和医学意义有关。由著名的奥地利组织学家阿尔弗雷德·皮兴格（Alfred Pischinger）和他的德国同事哈特穆特·海涅（Hartmut Heine）合作的经典著作《细胞外基质与基本规则：整体生物医学基础》（*The Extracellular* *Matrix and Ground Regulation: Basis for a Holistic Biological Medicine*）可以阐明这一说法。他们强调这是一个"系统中的系统"，因为它是一个触及身体中其他系统的系统。关于它们的功能描述来自A. T. 斯蒂尔（A.T. Still），作为整骨疗法的创始人，他说，筋膜是寻找疾病起因和治疗开始的地方。

皮恩塔（Pienta）和科菲（Coffey）把同一网络称为"组织张拉整体基质"。我们将同一个系统描述为"活基质"。这是基于跨越细胞膜将细胞外基质与细胞骨架连接起来，以及穿过核膜将核基质和DNA连接到一个可以到达机体各个部分的网络上的综合发现。这一深刻的发现从未有如此完美的记载。

对于我们这些与活体组织打交道的科学家或治疗师，甘博图医生提供了一个充满新内容、丰富并令人兴奋的探索结果，可供我们吸收、评估并用来重新定义我们以前对体内所发生的一切有限的认知模式。他对自己所发现和想要与我们分享的新世界的严谨态度使这一切发生了飞跃。这是一种富有灵感的描述，在其语气中充满了诗意。他的视频用一种强化了真理是美，美即是真理的方式将科学和艺术融合在一起。

参考文献

1. Pischinger A. The extracellular matrix and ground regulation: basis for a holistic biological medicine. Berkeley, CA: North Atlantic Books; 2007.

2. Still AT. Philosophy of osteopathy. Kirksville, MO: AT Still; 1899.

3. Pienta KJ, Coffey D. Cellular harmonic information transfer through a tissue tensegrity-matrix system. Med Hypotheses. 1991; 34: 88-95.

4. Oschman, JL, Oschman NH. Matter, energy, and the living matrix. Rolf Lines. 1993; 21: 55-64.

里昂·蔡托医生的评论

指导骨疗法实践的主要原则之一是人类身体拥有的一种鉴别力，该原则也依赖于自我调节机制，这种机制反过来又涉及结构和功能的密切联系。因此，整骨医师经常会将临床注意力集中在生物力学（以及其他）自我调节的障碍上，并通过人工应用的操作、动员和康复方法来增强或恢复功能。

关于机械传导显著特征的新兴认识支持这些治疗概念和实践，提供了一些相关机制的见解。机械传导描述了细胞和组织对其结构特征的变化做出反应的过程，随之变化的形态也被生物功能的改变所反映。细胞的形态结构所发生的，诸如扭曲、张力、剪切、压缩、拉伸、弯曲和摩擦等变化都涉及化学信号，它对细胞的行为和发展产生了深远的影响，包括基因表达。

甘博图医生关于活体组织的录像揭示了细胞和细胞外基质的主要成分，即连续不断的、在全身范围内的多纤维网络之间的亲密关系。在本章中，我们看到细胞被嵌入在微液泡体积（微液泡）中，由这个网络中的胶原纤维缠绕而成。在第6章中，我们将会了解如何将皮肤的牵引作用传递到多纤维网络中的预应力纤维。这些录像展示了细胞如何改变它们的形状和空间关系，以应对外部环境的改变。大量的体外研究已经模拟了骨疗法，为这一假设提供了支持。它们提供了细胞反应的证据，这可能解释了有益的临床疗效。这些体外镜检结果观察到治疗对诸如足底筋膜炎等体功能障碍的临床疗效。

斯坦德利（Standley）等从整骨疗法角度总结的人工负载调制应用潜在的临床重要性观点如下："很明显，压力的方向、频率和持续时间会影响成纤维细胞已知的调节疼痛、炎症和运动范围的重要生理功能。这些研究的临床转化对明确人工药物治疗的因果关系很重要。"

库姆卡（Kumka）和博纳（Bonar）解释，当细胞转化成一种不同的机械刺激时，会在细胞外基质中传播，进入化学活动，以调节组织的形态和功能。

威普弗（Wipff）和欣兹（Hinz）给出了肌纤维母细胞的例子——结缔组织细胞通过分泌新的细胞外基质和产生极强收缩力来帮助重建受伤的组织。他们注意到对这些活动的调节会导致组织挛缩和纤维化，而这两个主要因素推动了肌成纤维母细胞的发展——这些细胞感受到特定水平的机械应力，使用专门的基质黏合，转化生长因子β。用他们的话说："肌成纤维细胞在压力下的工作效率最高。"

又如，肌筋膜释放和应变治疗这两种骨病疗法已被应用于受损的人类成纤维母细胞。在这两种情况下，成纤维细胞被反复地施加8小时的压力，造成了形态学上的变化以及产生炎症产物。然后，用已经建成的整骨疗法软化组织的方法模型治疗60秒。结果不仅增强了细胞形态学外观，更重要的是，炎症细胞因子显著减少。

在另一项研究中，由施加荷载造成的细胞变化能自主地影响组织行为。例如，当受到机械应变，成纤维细胞在筋膜分泌白细胞介素-6，这将诱导肌细胞分化，使肌管数量增加78%——肌肉修复的关键。

研究人员发现的多重特征，如以上列出的，都涉及荷载的施加，它通过如第5章所讨论的生物张力体系所特有的独特属性来改变细胞结构和生理行为。生物张拉体系包含着连续张力和间断压缩结合在一起的同一机能结构（homeokinetic），这种结构可以将动态的机械信息转化为生物化学变化。因而，由此产生的自组织生物过程发生在一个以流体为基础的、适应性较好的环境中，在健康的组织中负荷被吸收、传递、交流，并通过活体物质的特殊细胞对其进行有效的反应。

从个人的角度来看，甘博图拍摄的活体组织的洞察力使人工疗法的应用对身体的影响易于理解，与此同时，也提供了临床上的挑战。通过改变形状、方向和排列方式，使皮下组织和结构能够适应和其他形式的应用负荷，同时改变它们的生化状态，这是所有治疗师所面临的临床难题。

负荷的程度，持续的时间和方向（压缩、扭转、拉伸、剪切力等）——换言之，多大的剂量会在组织中产生最佳效果？

参考文献

1. Standley PR, Meltzer K. *In vitro* modeling of repetitive motion strain and manual medicine treatments: potential roles for pro-and antiinflammatory cytokines. J Bodyw Mov Ther. 2008; 12: 201 – 3.

2. Kumka M, Bonar J. Fascia: a morphological description and classification system based on a literature review. J Can Chiropr Assoc. 2012; 56: 179 – 91.

3. Wipff PJ, Hinz B. Myofibroblasts work best under stress. J Bodyw Mov Ther. 2009; 13: 121 – 7.

4. Meltzer KR, Cao TV, Schad JF, King H, Stoll ST, Standley PR. *In vitro* modeling of repetitive motion injury and myofascial release. J Bodyw Mov Ther. 2010; 14: 162 – 71.

5. Eagan TS, Meltzer KR, Standley PR. Importance of strain direction in regulating human fibroblast proliferation and cytokine secretion: a useful *in vitro* model for soft tissue injury and manual medicine treatments. J Manipulative Physiol Ther. 2007; 30: 584 – 92.

6. Wynne MM, Burns JM, Eland DC, Conatser RR, Howell JN. Effect of counterstrain on stretch reflexes, Hoffmann reflexes, and clinical outcomes in subjects with plantar fasciitis. J Am Osteopath Assoc. 2006; 106: 547 – 56.

7. Hicks MR, Cao TV, Campbell DH, Standley PR. Mechanical strain applied to human fibroblasts differentially regulates skeletal myoblast differentiation. J Appl Physiol. 2012; 113: 465 – 72.

8. Swanson RL 2nd. Biotensegrity: a unifying theory of biological architecture with applications to osteopathic practice, education, and research—a review and analysis. J Am Osteopath Assoc. 2013; 113: 34 – 52.

空间布局、张拉整体及分形化

5

概述

在这一章节，将开始解释生命体组织的相关发现，并帮助读者理解。所展示的纤维结构框架遵循传统的物理规则，但这些结构也表现了非线性行为。这打开了非牛顿力学和分形物理的大门。

影响活体组织的物理现象

活体组织受基本物理现象的影响。以下是对此的部分举例：

- 组织连续性
- 组织张力
- 组织中流体的恒定存在
- 毛细血管压力
- 电势能
- 恒定温度
- 气体交换
- 不同压力和浓度梯度
- 纤维和细胞间的作用力
- 组织间微液泡的存在
- 由于压力差异和表面张力引起的微液泡破裂
- 内镜观察期间，水液滴的散发和蒸发

这些物理特征至关重要，我们必须记住活体组织要应对的主要作用力是重力。尽管我们一开始设想纤维结构遵循传统的牛顿物理原理。但实际上，我们在各个水平观察到了非线性行为。这种行为只能通过非牛顿力学和分形几何解释。没有什么是规则的，但这些解剖结构的不规则排列是有逻辑的。因此，我们有必要讨论清楚关于生命体如何组织这一复杂而重要的问题。

- 微液泡是怎么集合到一起来创造一个形态的？
- 空间布局的规则是什么？

微液泡是由纤维间相互交织构成的显微空间。当我们提起并牵引活体解剖结构时，便能发现这种形态单位。然而，事实上，在正常的生理环境下，微液泡是扁平的，并且堆积在一起。在每一个微液泡内包含的体积是不稳定的，因为微液泡并非完全密闭的几何多面体（图 5.1）。然而，它确实存在于组织间，并非虚拟的体积。微液泡的压力在波动，但其体积保持恒定。沿着一定的化学浓度梯度，微液泡内外的分子在永恒弥散。微液泡在显微空间内就类似于肥皂泡。

这引起了长期困扰哲学家和科学家的问题：

图 5.1

腱膜前的微液泡。（100倍）
微液泡不是一个密封的多面
体，而是一个真正形态实体

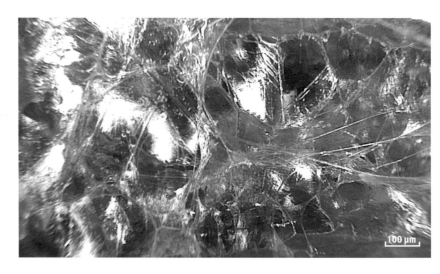

- 三维结构如何有效地填充给定体积？
- 它们如何最佳排列？

扁平表面的最大覆盖：填充二维空间

通过几何和非几何形状来最大限度地覆盖一个表面（图5.2），不留
缝缺。相同大小和形状的规则多边形，如等边三角形、正方形或六边形
可以完美地组合在一起。这一点我们可以在复杂的马赛克图形中看到。
这种多边形组合方案同样适用于多种动植物的表皮（图5.3）。

图 5.2

A 相同大小和形状的规则多边形，如等
　边三角形、正方形和六边形完美地覆
　盖其表面
B 非几何形状的图形能组合在一起，如
　马赛克图形

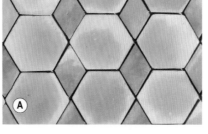
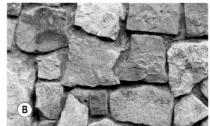

图 5.3

在多种动物的表皮发现了多边形图案，植
物表面亦是如此

A 人类皮肤
B 蘑菇表面
C 沙丁鱼表面
D 珍珠鸡的鸡爪表面

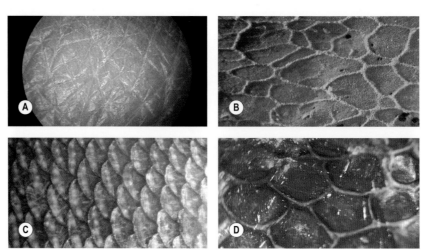

填充三维空间

　　一定边界内的最小表面积的作用与其最小空间是相关的，在这个最小空间能容纳最大的体积。自古以来，空间的作用是一个热门的研究课题，其中有提出利用多面体的方案。这些多面体可以规则和不规则，相同或不相同。这种方案提供的可能性是多样的。毕达哥拉斯及柏拉图订立了五种规则的多面体。

　　（1）四面体是最简单的。它是一个包含了四个三角形面的多面体。在最小的表面积内，这个几何体在其表面区域围成最小体积。这与球体完全相反。球体是在其最小表面区域围成最大体积。

　　（2）六面体，例如熟知的正方体。

　　（3）八面体，包含八个面的多面体。

　　（4）二十面体是一个有着20个相同三角形面的规则多面体（图5.4A）。

　　（5）十二面体（图5.4B）包含了12个相同且规则的五边形面。通过形成一个规则且各向同性的十二面体网络来最有效地填充空间。

图5.4
A　二十面体
B　十二面体

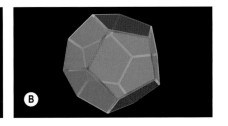

　　首先要问的是，物体内各个组件是如何分布的？约瑟夫·普拉图（Joseph Plateau，1801—1883），比利时物理学家，演算出了普拉图法则（Plateau's laws），描述了一种由皂膜组成的结构。在给定边界内推算最小表面的数学问题。皂膜（泡）结构的布局和它们的作用，正如普拉图法则描述的那样，帮助我们理解结构单元在活体内是如何组织的。

　　皂泡是一个多面体网络，包含了小的、不相等的、多面的微液泡体积，在网络内形成分隔的多种表面。它们有效地填充了空间，且以最大收缩状态，将其表面积降至最低。它们的结构是随机的，且没有固定方向。没有额外的约束，所以，其空间作用可描述为静止。然而，表面张力产生了内在约束。当分隔消失，整个网络立即重新排列组合，直到一个新的平衡达成时，各个分隔的形状和方向才停止变化。这种新的平衡又一直维持到下一分隔的破裂、消失。

　　但是，普拉图与皂泡有关的定律，不能解释组织密度间的差异。例如，在紧张状态下的脂肪小叶和没有细胞出现（除了成纤维细胞）的滑移空间。另外，由之而来的形态即使同质，在形状和规格方面也各具特色。尽管它们有明显的规律，相邻的脂肪小叶却不相似。正如所观察到的，生命体的整体外观是混乱的，没有规律性。

然而，普拉图关于最小排列的定律，使用了多边形——三角形、五边形、六边形以及二十面体等形态。这些形态与在人体内发现的微液泡相似，并与张拉整体的基本形态完美匹配。本章将继续讨论关于张拉整体的更多细节。这些微液泡系统，普拉图法则和张拉整体的结构概念之间的相似性令人吃惊（图 5.5），这种相似性是我们应遵循的研究线索，即使我们知道比较是无效的，皂泡和活体组织的行为是不同的。

图 5.5
普拉图关于最小排列的定律，使用了多边形、三角形、五边形、六边形和二十面体等形态
A 二十面体网络
B 这些形态与人体内发现的微液泡相似（10 倍）
C 相邻的脂肪小叶彼此互不相似，多样性存在于明显的规律性内（2 倍）
D 皂泡是多面体网络的典型例子。这种网络在形态上是混乱的，没有明显的规律性（10 倍）

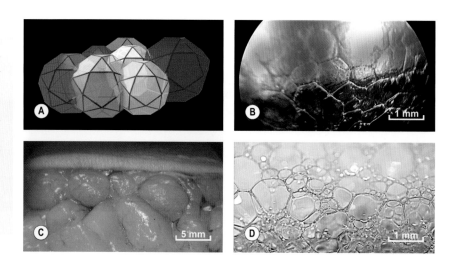

关键要点
可以认为，通过利用极小的表面积，将纤维组织转化为微液泡体积，减少了所用材料的数量，使系统能够更有效地处理物理约束。

微液泡的行为似乎也遵循了"经济原则"，这是 14 世纪由威廉·奥卡姆（William of Ockham）提出的高效推理的方法论原则，被人们称为奥卡姆剃刀。威廉·奥卡姆（1287—1347）是英国方济会的修士和哲学家，他认为人们应该选择最少可能来对原因、因素和变量进行解释。就是说，所有这些表浅的且无用的应该被消除。这一原则能用于解释许多自然现象。如果我们将奥卡姆的原理运用于微液泡系统，可揭示以下观点：**最终结构的精炼不必使用超出其严格必需的任何纤维和微**

液泡。这强调了微液泡系统的经济性和效率性。而一个重要的因素打破了这种相关的和谐，并且进行了深入的思考：所有的形态都是不规则的，并且不规则地排列着。它们确实表现为多面体，但它们彼此完全不同且不规则。不可否认，微液泡与二十面体形态非常相似，二十面体在数学领域内最适用于空间的布局和移动。

关键要点
使用不规则多面体作为基本单元，似乎是生物体的基本物理作用力的必然结果。

如果我们现在接受关于微液泡结构布局的概念，那么我们必须解决以下三个问题：

- 以这种方式凝集的微液泡间结构是怎么形成的？
- 它们是怎么维持其平衡的？
- 改变其形状和形态，它们能否适应变化？

回答这些问题的第一步，我们应该再回顾一下组织张力。组织张力在外科手术中易于被观察到。当外科医生做一个切口时，皮肤的边缘自发地分开几毫米。切开肌腱类似于切割一条橡皮筋。将断裂的肌腱两端缝合在一起，外科医生需要用相当的牵引力来克服损伤肌肉的肌纤维回缩力，从而将两断端缝在一起，这样肌腱才能被修复。

预先存在的内源性紧张

这些观察，证实了体内组织张力持续状态的存在（图5.6）。这是固有的、预先存在的张力。纤维和原纤维在纤维网络中是预先存在结构。它们形成了一个连续的张力网络，遍及全身。在后续章节，可见其重要性，就此，我们将讨论张拉整体和生物张拉整体的概念。

关键要点
组织的结构单元处于持续的内源性紧张状态中。

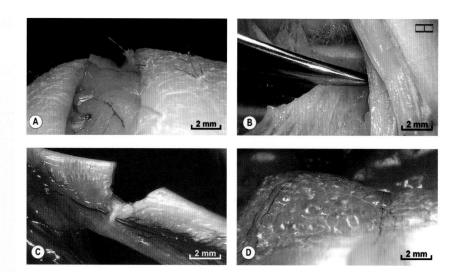

正如第 2 章所述，外科医生暴露皮下的组织，显露出交织在一起的纤维组织网络，而微小气泡就出现在这些组织的表面。它们和皂泡相似，有着膨胀欲裂的壁，尽管有重力的作用，但却不会被压扁。当我们用力牵拉这些组织，这些小气泡似乎就要破裂了。这是内部压力作用下的微液泡存在的证据，而这种内在压力不同于大气压。

循环系统产生的压力同样影响体内的组织张力。我们的组织处于紧张状态，这种紧张是多种物理作用力的结果，包括电势能。简单的诊断程序，如心电图、肌电图、脑电图检查，证实了体内电活动的存在。这种电紧张在形态的维持中起作用。

由多种形态和体积组成的纤维交织成了不规则的纤维间网络，像任何编织物一样可被撕裂。然而，这种看起来很精致的结构组织，实际上完全有能力维持其完整性，即使在组织张力大的区域亦如此。

正如我们此前所见，是什么机制使得这种组织既能维持其形态，又能同时处理如重力等外部作用力和内部作用力？

静止状态下作用于组织的不同作用力之间必须有一个平衡。不同力量和压力之间有联系的这一观点并不新颖，因其常被用于测量呼吸、心脏、动脉及颅内压的压力，但这些压力是在充满液体和空气的腔内。然而，我们现在也有证据显示，在同一物质中也存在压力差异。

我们的身体处于紧张状态，它们试图可以产生足够的力量来抵抗重力和维持形态。那内部张力是怎么做到这点的？

传统的生物力学理论未能对这一问题做出令人满意的答复。因此，我们必须改变传统思路，寻求新的解释，打破传统思维过程的局限，追求不同的科学模式。但任何新理论都必须参照内镜下的观察，符合严格的规范，包括内源性组织张力、组织结构、体积、动态适应性，传递能量和抵抗重力的功能。

根据牛顿经典物理学基本定律，对重力的抵抗以两种方式实现：

（1）预先存在的微液泡张力因重力起了结构变化。

（2）纤维的生物力学性能和纤维网络的组织能力促进了力的分散。

静止和运动状态下的平衡概念

静止状态下形态如何维持？

微液泡通过以下两种方式来维持形态：

（1）微液泡中充满细胞，其中包含的一簇细胞，其大小和数量是可变的。但微液泡的体积由常驻细胞维持。

（2）微液泡中充满了胶原蛋白和黏多糖，犹如滑移系统。这是寻求一个关于液泡维持其体积的解释。这很有趣，因为即使微液泡的体积不大，它也具有产生这种形态的系统的累积性质。

一个微液泡不能单独存在，它依赖于其他微液泡的存在。这种由小分子之间的黏着力驱动的自然倾向，会使其显示为球形。然而，事实并非如此，因为许多其他因素决定了其呈现出其他多面体形状。

首个因素便是表面张力，是液体表面局部能量的累积，且取决于同样分子间的黏着力。这种表面张力是液体分子间黏着力的一部分。水分子间存在着强大的黏着作用。表面张力，或者是所知的表面能量，能引起内部紧张，因为在液泡内会与坚韧的纤维存在着压力差别。另外，水分子黏附于膜的表面，且可被毛细管作用（capillarity）转运。表面张力是这种现象的重要因素。尽管有重力作用，毛细管作用可使得毛细血管网的液体在分支干和分支间向上移动。其他因素还包括渗透压和吸附现象——分子对固体表面的吸附。该种弱的、可逆的联系是由范德华力产生的。此外，似乎在某种程度上，血管压力和体温也影响细胞外环境。

虽然重力平衡了内力的相互作用，但液泡间的压力（在固定范围内处于平衡状态）仍然大于外部压力（图5.7）。这个正压差可用拉普拉斯方程（Young-Laplace equation）解释，压力之所以为正，是由于创造和维持界面的能量损失。压力梯度的三个主要因素是外部的压力、纤维的运动和内部的环境。其结果是结构仍然处于紧张状态，也因此受到内部约束，体积也得以维持。

图 5.7
静止状态下，由于微液泡内压力和相对坚韧的纤维框架的压力差异，结构处于张力和内部约束作用
A 组织间微液泡（130 倍）
B 原理图解

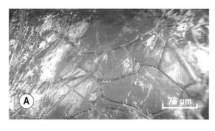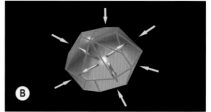

我们不能进一步解释非均匀性环境和流体力学，因为我们在这领域缺乏专业知识。

不可压迫的腔内体积可能会受到局部压迫，从而导致纤维的膨胀，这继而产生了球形张力——微液泡间的压缩效应。这种压缩张力的改变以逐渐减少的方式向外围重复（图5.8）。

图 5.8
不可压缩的微液泡间体积受到局部压迫。这立即导致组成微液泡系统的纤维框架的纤维膨胀，又反过来导致周围液泡的压缩，并且增加了组成纤维框架的纤维张力。因此，换句话说，微液泡形状改变，但体积保持稳定
A 平衡状态
B 广义的压力增加
C 增加了微液泡间的压力，这些压力被传送到下一个微液泡，以此类推

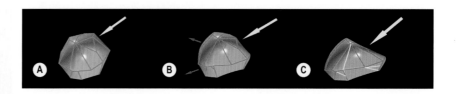

这些体积是可渗透且有裂缝的，且在稳定状态下，弥散是通过细胞外环境的引流来实现的，如淋巴引流，但这可能不是唯一机制。在所有的微液泡间存在着平衡，它与其他微液泡间存在相同的相互动力作用。它们的体积、压力、质量、结构和对重力的抵抗也因此能在正常生理条件下维持。

关键要点
这种复杂的平衡状态是在没有密封膜存在的情况下维持的。我们正在研究一个转瞬开放而又分隔的空间。

运动状态中形态是怎么维持的？

在正常的、自主的生理运动中，多微泡系统仍发挥其作用。平衡的维持是至关重要的。在第6章中，我们将会了解到当组织被压缩达到生理极限时会发生什么。

运动主要是由纤维的运动引起的。单个微液泡就像气球一样，是球形的且不可压缩，因此，当外在压力作用于它们时，它们不得不改变形状，再施加压力于相邻的微液泡，以此类推。通过这种方式，局部应力在微液泡系统中传播（图5.9）。同时，纤维用于处理约束并引导自身朝着施加的力的方向运动，纤维的膨胀使得微液泡延长，它们相互滑动的能力使其重新组合自身，以此来适应施加的约束。施加约束的作用力向外围扩散而逐渐减弱，这种系统功能与减震器相同。

图 5.9
现在我们将平衡模型应用于活体组织。运动是由纤维进行的，微液泡变形，但由于其体积不可压缩，其变形影响相邻的微液泡，导致局部的压力增大，增大的压力传递到下一相邻的区域，以此类推（130倍）

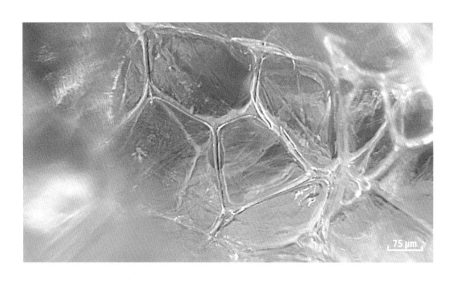

通过这种方式，纤维的三种动态作用共同来维持运动状态下的内部平衡。

（1）通过延长来处理牵拉。

（2）彼此相对而独立活动，将增加的应力遍及整个系统。

（3）能分开从而创造新的体积来吸收作用于多微液泡系统的应力。

关键要点
这种胶原纤维进行着持续的重组，导致其分叉点的位移，从而使纤维网络能够应对施加在其上的机械力，同时确保应力向着外围扩散并逐渐被吸收（图5.10）。

图 5.10

A 和 B 这种胶原纤维进行着持续的重组，导致其分叉点的位移，使纤维网络能够应对施加在其上的机械需求，同时确保应力向着外围扩散并逐渐被吸收

C 和 D 即使在膨胀（C）和压缩（D）状态下，作用力得以传递，但体积仍相对恒定，维持其球体形态

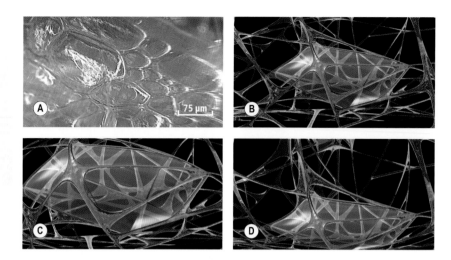

纤维网络与预先存在的约束给纤维系统提供了一定的弹性，使其在外源性约束移除后能恢复原来布局。组织记忆可受到其他因素的影响，如糖胺聚糖的组成、微液泡间液体的亲水性、纤维的质量、胶原的种类和密度。

这个工作模型的目标旨在维持观察的真实性，但确实还不完美（图5.11）。它试图以动态方式来解释活体组织的基本物理特征。尽管如此，它还是为建立一种活体形态提供了解释。

图 5.11

这种工作模型给用于活体构建的方法提供了解释。它的结构是由含有多纤维的液体填充的微液泡体积。体积似乎在改变，但其能保持稳定，尽管局部形状发生改变

A 静止状态

B 压缩

C 膨胀

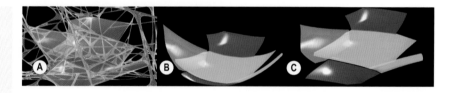

这使我们想起一个常被遗忘的问题：处于机体平衡的活体组织是如何在生长期抵抗，甚至克服重力的情况下维持形状和形态的？

形态如何抵抗重力：张拉整体

张拉整体这一概念是由巴克敏斯特·富勒（Buckminster Fuller，1895—1983）提出并发展的。他是一名美国的建筑师和系统理论者，他将张力因素运用到建筑中。这相当具有革命性，因为过去的人造建筑常为固体结构，受限于重力和受到的压力。

相关性和影响

　　张拉整体对我们理解人体与重力的关系非常有用。巴克敏斯特·富勒着手创造一种高效的结构，这要求用最少的能量来实现它的目的。他发现，四面体结构符合这些要求。正如前面所提，四面体（由四个三角形面组成的多面体）表面积与体积比值高，它以一个大的表面积围成最小体积。这种布局的优势在于，能在没有更多空间时，将形态从一种换至另一种。这赋予了运动期间更多稳定性。

　　张拉整体结构与传统的设想结构不同。它们之所以维持其整体，是因为将球体张力与局部压缩联系在一起，并且这是一种恒定的、预先存在的张力（图 5.12）。巴克敏斯特·富勒是第一个用这种方法设计结构

图 5.12

张拉整体将球体张力与局部压缩联系在一起，处于一种恒定的、预先存在的紧张状态（黄色）

A 压缩的撑杆（橙色）与紧张的悬索（黄色）在张力网络中移动（200 倍）
B 处在一定张力下液体的纤维交织而成，定义了多面体微液泡
C 原理图解：前后视角
D 原理图解：侧方视角

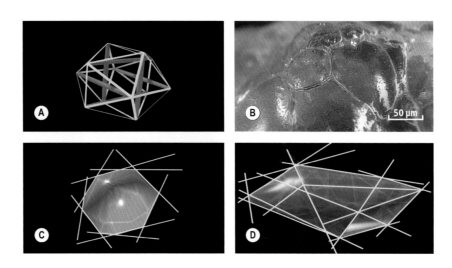

的建筑师。

　　从建筑的观点看，张拉整体结构是一定张力下稳定的撑杆和相连悬索的集合，但受到外界约束时，能重新排列组合自身。当约束移除时，它能回到其最初形态且恢复平衡。组成这种结构的相关单元组织能分散和吸收压迫作用，通过其连续的张力网络弥散。

　　这一概念与协同和拮抗（负协同）的原理相似，这是生物力学的普遍特性。协同作用是指系统内多个元素之间相互作用，从而产生更大或不同于个体效应之和的效果。协同（Synerga）是一个希腊词汇，意思是"一起工作"。巴克敏斯特·富勒详细研究了协同效应的影响，并提出了一个新的术语"协同学"。这涉及动态系统的行为，这种行为中组合动作在单个单元的动作中受到支持。

关键要点
张拉整体结构为局部机械应力产生了球体，使其能在一定程度上脱离于重力（图5.13）。

图 5.13

A1-A3 没有张拉整体模式，我们的纤维结构在重力作用下崩塌

B1-B3 有了张拉整体模式，我们的结构吸收和分散应力，通过整个纤维网络和外围结构弥散负载

C 展示对于局部机械约束的球体回应

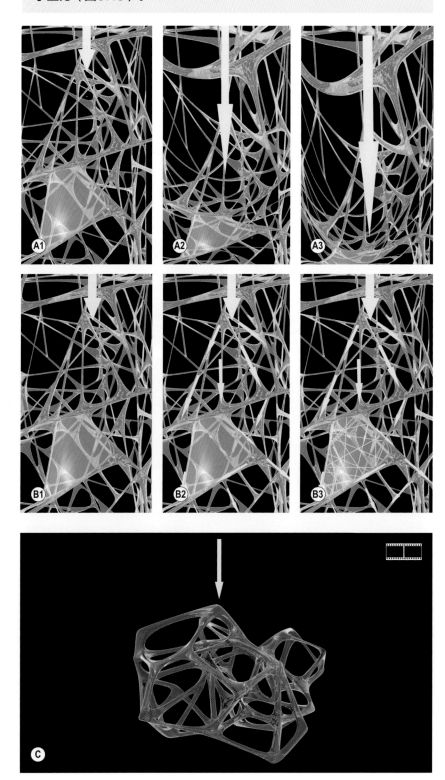

这些现象在生物力学中无处不在。在自然界中也有许多张拉整体的例子，如椎间盘。在微观领域，唐纳·英格博（Donald Ingber）将这个概念用于细胞内骨架。

在二十面体、四面体与微液泡之间画平行线并不困难。必须承认，在纤维网架内我们有时会看到欧几里得的几何学形态，但很罕见。然而，有关微液泡存在的可见性、无可争议性和张拉整体的理论是有直接关系的（图 5.14）。我不知道是否还有任何其他生物力学理论会为我在内镜探索过程中观察到的提供了如此清晰和合理的解释。正如我们所看到，纤维间相互滑移，有时分裂成二、三或四个亚纤维，从而立即将约束播散到新形成的空间。这提供了一个简单的解释，不仅是对重力分布的解释，同时也是运动可以在外围减少，但对周围的结构影响很小这种能力的解释（图 5.15）。

图 5.14
张拉整体的理论很好地解释了微液泡和纤维网络的行为。可观察到的微液泡的存在和张拉整体理论有一些关系，这些不能被低估。
A 纤维的平行分布（200 倍）
B 相对的三角形（200 倍）
C 叠加的三角形（200 倍）
D 一连串三角形（200 倍）

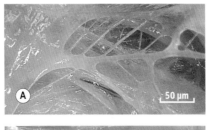
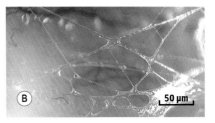
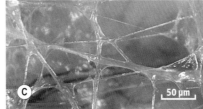
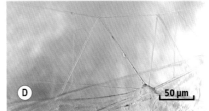

图 5.15
纤维的三叉分布（分成三个分支）。这种机制通过纤维网架分散并吸收应力（200 倍）

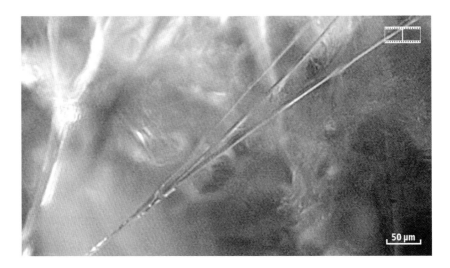

生物张拉整体

斯蒂芬·莱文提出的"生物张拉整体"这一术语，是对生命体张力原理的应用。他引入了张力元素和在结构中平衡的概念，代表了我们对解剖结构的组织理解的一个重大进步。生物张拉整体能在各个水平上适用于生物体，包括从分子到脊柱。

正如张拉整体涉及张力和压缩元素的概念，生物张拉整体是生命体中的模型，它被设想为同样处于紧张和压缩状态的撑杆和悬索的交织网络。

这个组织将确保在组成结构和抵抗重力的能力之间的完美平衡。如果这个模型适用于生物，它将解释这些基础结构是怎么在各个水平上——从各个分子到整个形态构成人体的。

生物张拉模型中包含柏拉图的二十面体几何形状，这些二十面体是理想化的力量传送器，并非体内清晰可见的真实物理结构。木棍和绳子可以表示模型上不断变化的动态作用力。这些作用力同时存在于亚细胞、细胞、局部和组织水平上，因此，它们可以跨越量子原理运作的宏观尺度（牛顿制尺度）。

然而，这一理论模型以独特的方式阐明重力对人体构建的影响，却不能完全适用于活体组织。生物学会把这些能生动观察到的原理、形态和各种其他特征运用起来，这就给方程模式增加了另一个维度——单一且更复杂的维度。

• 构成人类形态结构的生命体是由构成生物微液泡体积的细胞和纤维组成的。这些基本的构建单元都是多面体和不规则的，处于完全的连续性和张力之下。它们的分布和排列不显示明显的顺序，也不符合欧几里得几何和线性数学，表现为非线性、混沌，但却有效的组织。效率是所有复杂系统的一个特征。

• 在生命体中没有空白的空间。纤维之间的微体积会填充细胞、它们的细胞骨架或者加压液体。它们的组成部分是亲水的，通过其体积的累积提供形态，且保持不变。在纤维的连续张拉网络中，加压的液泡内物质形成了压缩的局部区域。

• 由于膨胀和分离，纤维得以移动。活跃的分形，是我用于描述这种分离的术语。它们使得施加的约束能在生命体各个水平上得以吸收，这解释了它抵抗重力和其他强加约束的能力。

• 动态分形具有非线性行为，以及不可预测而又确定性的特征。微液泡的多面体框架很不稳定，在任意时刻都可能改变。这种随机性和不可预测性是微液泡运动的特征（图 5.16）。微液泡内的体积形状也是不稳定的，其内在的改变形状的潜能是可观的。

图 5.16
微液泡的运动表现出明显的随机性和不可预测性
A 具有拉伸性质的力进入纤维网络
B 胶原原纤维在压迫下伸展
C 微液泡适应约束，并改变形状

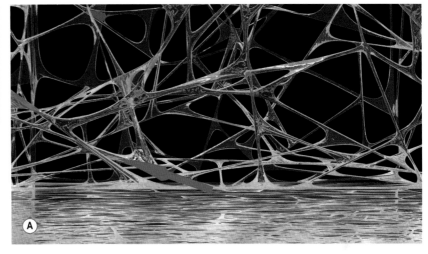

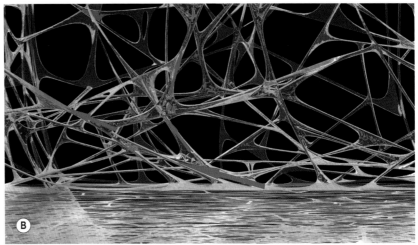

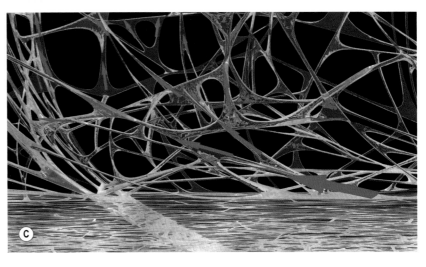

- 观察表明，人体内纤维结构的排列在方式上是没有等级的。它们不像紧张的悬索和压缩的撑杆那样排列。在生物力学模型中，运动取代了那些悬索和撑杆的连接。但我的观察表明纤维能以多种方式移动，它们能变长、缩短，各自移动和分裂（图5.17）。

图5.17
续于图5.16，展示了膨胀、分叉和滑移的能力
A 约束逐渐分散
B 已分散
C 被纤维网络吸收

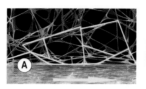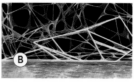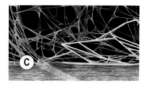

- 另外，生物张拉不能解释纤维质量间的差异。通过额外的胶原蛋白加强纤维，纤维框架能够抵抗和适应增加的张力。我观察到，在应对重复的约束时，纤维的抵抗性是增加的。这意味着在应对机械施压时纤维的质量是能够改变的（图5.18）。

图5.18
通过额外的胶原蛋白加强纤维，纤维网络得以加强来处理重复的约束，所以能抵抗和维持张力，就像钢筋用于混凝土。这个视频（2倍）是对一个年轻受试者和体力工人的环形韧带比较(也称为屈肌腱或腕横韧带)。韧带可以加强和增厚，这取决于受试者的活动
A 年轻受试者
B 年老的体力工人

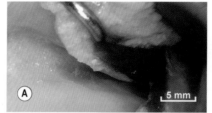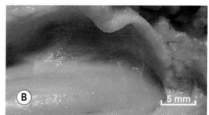

通过水内容物的变化，差异也能够得到解释，由于纤维密度和等渗溶液等因素，水的内容物可以出现波动。这方面的研究很少，尤其是微液泡内水分子的空间布局，以及水分子和蛋白多糖的关系。同样地，也很少有对活体纤维确切属性的研究，这方面仍需要更多的探索。

综上所述，生物张拉是理解活体结构的好的工作模型，前提是你还未理解人体可包含二十面体的层级。生物张拉可以为我们在活体下观察的内容构建模型。它解释了我们观察到的许多现象，特别是抵抗重力的能力。如果要用于解释生物体结构和功能的完全复杂性，它仍需进一步发展和提炼。

此外，我们需考虑一种新的因素——分形（图 5.19）。

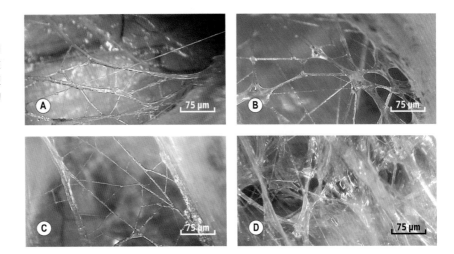

图 5.19

A–D 是四种不相似的分形纤维网络的例
子。分形是生物体的重要特征。在
演变进化的一开始，基本要素中便
有分形化，而分形过程能在需要的
情况下出现（130 倍）

什么是分形组织

结构分形

结构分形是组织的结构组成单元和构成元素分形。伯努瓦·曼德尔布罗特（Benoit Mandelbrot）是波兰数学家，他是第一个使用"分形"这个术语的人。这个词来自拉丁词语"fractus"，意思为断裂或破碎。1967 年，他给分形组织下了定义："分形组织是指在不同的尺度上以规则或不规则的方式再现的任何图案，从小到大都有可能。"

分形结构在生物体上可以经常见到。如果你放大一个分形的图案，它看起来很像原先的图案，这种性质被称为自相似性。只看一棵树和它的叶子，能看到树的基本图案是从相似但不相同的重复，以缩小的规模，分出主要的分支，以及更小的分支。树枝遵循基本相似但却不规则的模式，这使得一种树可与其他树区别开来。同样的现象在观察树叶时也可见到。

> **关键要点**
> 分形化为生物物质的混沌方面增加了另一个观察维度。分形结构缺乏规律性，但这种不规则性既不是随机的，也不是任意的。不规则中仍有规律。

分形物质显示"尺度非变性"。分形结构在近距离和远距离看起来都是一样的。无论放大与否，它们显示了相同的组织基本模式。一些学者认为分形结构，代表了自然的基本几何图形（图 5.20）。

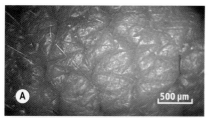
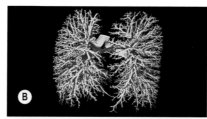
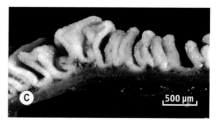
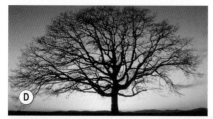
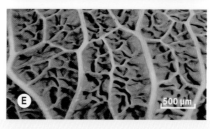

图 5.20
许多结构都是分形的，如以下例子
A 皮肤　　B 支气管树　　C 肠绒毛　　D 树　　E 树叶

为什么活体组织的分形如此重要？许多活体结构都是分形的，如大脑皮层、肺泡、肠绒毛、皮肤。分形维度为这些结构增加了与不同环境隔离的表面，使得血液和空气的气体交换便利、高效（图 5.21）。肺的分形组织，在支气管上连续、较小的分支，增加肺泡表面积，从而促进空气和血液之间有效的气体交换。如果我们展开肺部，它的表面积就和网球场一样大。分形使得这样的表面积压缩在几立方厘米的身体内部。换句话说，分形不止增加了表面积，而且也增加了包含在内的体积。这种行为被自然而然地保留下来，因为不但提高了新陈代谢的效率，而且最大限度地利用了空间。

图 5.21
分形为这些结构增加了与不同环境隔离的表面，因此增加了用于物质交换的表面积
A 规则的分形
B 分形可不规则，也非必须对称
C 垂直表面的分形组织

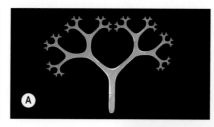
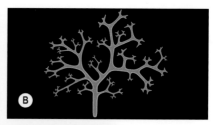
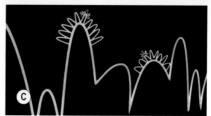

动态分形

动态分形是通过纤维组件的重复分形而反应并适应三维空间上的约束。这既阻止了胶原蛋白分子的破裂，也保持了微液泡的完整性（图5.22）。皮肤和纤维网络就是很好的例子。

图 5.22
这些结构通过自然选择得以保存，因为它们提升了组织代谢效率且最大化利用空间。胶原蛋白纤维具有适应在三维空间机械约束的内在特性（200 倍）

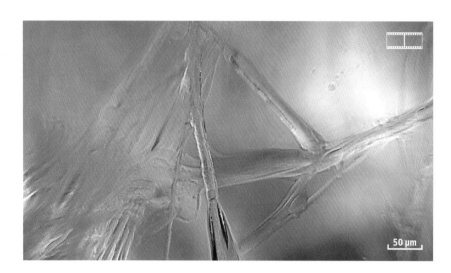

然而，这种即时适应性并非动态分形的唯一优势。首先，它对于缓慢生长和形态的发展具有机械影响（图5.23）。分形促使自我集合和生长。这是在没有外部方向的情况下，一个无序的现有组件系统形成一个有组织的结构或模式的过程，是组件本身之间特定的局部交互作用的结果。当有足够的能量时，分形可以从一种稳定的形态过渡到另一种稳定的形态。

图 5.23
组成纤维网络的胶原蛋白原纤维没有中断连续性，体积上的增加和生长也得以实现

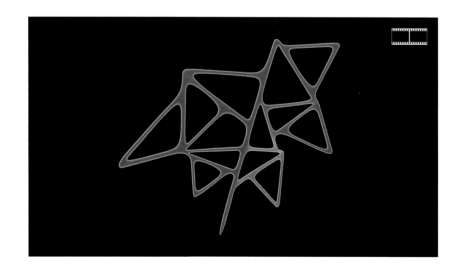

纤维网络的这种缓慢的动态分形的过程，为细胞倍增和特定体积的增加提供了理想环境，如脂肪细胞（图5.24）。脂肪细胞储存能量，尽管脂肪在任何地方都可见，但观察证实，它们更经常出现在皮下滑移系统柔软、疏松且有弹性的区域。

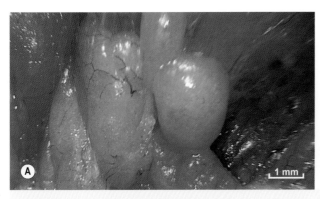
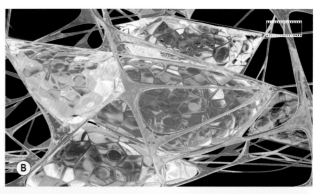

图 5.24

A 纤维网络的这种缓慢的动态分形的过程，为细胞倍增和特定体积的增加提供了理想环境，如组成脂肪小叶的脂肪细胞

B 多脂肪细胞占据了微液泡的空间

纤维的这种能复制基本多面体结构的能力和动态分形现象，使得我们能够明白在人体所观察到的所有结构是怎么得来的。正如我们早先指出，这些都是简单的形状。

关键要点

进一步说，纤维的这种处理外在和内在机械约束并使得自身与施加作用力的方向一致的能力，表明了所有器官的基本结构框架能以这种方式得以组织。

任何形状都能以纤维网络的这种机械行为而产生，包括复杂的、混乱的和不规则的形态。然而，大自然在人体内使用的形态却是如此简单和规则。圆柱形和圆形结构，如人体血管、支气管树、肠道和排泄道（图5.25）。肌腱是纵向结构的例子，肌间隔和一些关节韧带也是纵向结构，但它们的纤维排列是不同的（图5.26）。

图 5.25

具有动态功能的结构，基本会创建所有
形态，但选择的是最简单的。让我们来
检验一下简单的圆形

A 当力量是统一时，撕裂过程中会形成
　圆形结构（100 倍）

B 动态图显示纤维网络形成圆形的能力

C 我们还可以看到圆形结构，如血管、
　神经和排泄道（10 倍）

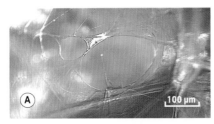
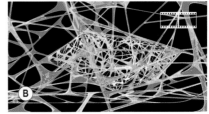
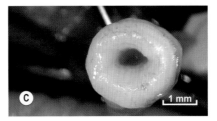

图 5.26

浏览一下纵线形态和目的导向结构

A 肌腱

B 肌间隔和许多关节韧带，尽管纤维排
　列不同（20 倍）

C 一种具有活跃功能的结构的动态

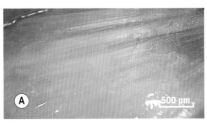
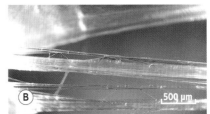
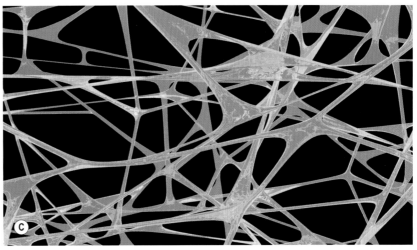

　　动态分形，使我们以一个新的视角思考形态形成、器官发生和系统
发育。

红线问题

据此，本章已经回答了红线问题 4 和问题 5。

红线问题

4. 这些处于张力状态下的纤维是如何保持体积及身体形态的？

5. 如此明显的混沌纤维系统，包含了多样的分形和混沌模式的形状和组合，如何产生连贯且有效的运动，并确保组织在运动后恢复到其静止位置？

现在我们能尝试着去回答一个常被问到的实际问题：当这种纤维系统受到超出其正常生理限度的作用力时，如处于病理或创伤状态，是否能恢复多纤维网络的和谐？

斯蒂芬·莱文博士的评论

比起自己，我更欣赏甘博图医生的工作。作为一名外科医生，我欣赏其中涉及的技术，以及打破常规和以其他方式理解我们正在经历的事情的勇气。40多年以前，我正致力于同一个领域，当时我把张拉整体原则运用于生物结构，创造了"生物张拉整体"这个术语。

在生物张拉整体性中，如我所定义的，张拉性二十面体被用来模拟从病毒到脊椎动物的生物有机体，它们的细胞、系统和子系统存在于自组织、分级、负载分布、低能耗的结构里。我发现，对于生物结构，只有包含纳尔逊（Nelson）和富勒的封闭系统的定义才有效。

自从甘博图医生第一次发送他的照片给我，那是他正在寻找关于所观察的活体组织的随机结构的解释，我为他卓越的工作感到震惊。他发现了在结缔组织中的建筑模式，我也在脊柱和肌肉层中观察到这种结构。我写信给他说："当然，我在你的结缔组织照片中确实看到张拉整体。"（私人交流，2002）

在生物张拉中的张拉性二十面体是模拟受力图案，而非在体内可观察到的真实物理结构。它们定义了细胞内细胞、器官与局部组织的结构化和机械化关系及怎么应对外在作用力。生物的张拉性二十面体代表了在各个组织水平，瞬时和不断变化环境中的作用力量，并且可能跨越组织的几个尺度。与本书中的观察一致，它们是一种连续的伸展状态，所以，作用于某一瞬间的东西不存在于下一瞬间。

这是分形维度和混沌理论的核心。当我们观察分形展示时，潜在组织常被模糊。公式化产生了似乎混沌的、高度组织的、有限的、重复的多尺度模式。在混沌理论，这些组合是"陌生的吸引子"。一个分形

要超出代表，它必须具有结构稳定性。在张拉整体理论中，这一陌生的吸引子是张拉二十面体。这产生了一个令人震惊的可触及物理结构。

细胞骨架的重新布局取决于作用于细胞的压力。我确信对这个肌肉骨骼系统也同样如此，因为它经历着各种扭曲。甘漂亮地证明了，结缔组织也在做同样的事，尽管所用时间尺度不同（细胞要几毫秒，骨头要几周）。纤维网络和其内的细胞合并形成了连续紧张和不连续压缩的结构统一体，这定义了张拉整体：张拉整体描述了一个封闭的结构系统，由紧张肌腱网络内一组三个或以上的板层组成。这些板层以彼此不接触的方式相互支持，但以向外压迫张力网络的节点来形成一个稳定的、三角的、预拉性的张力和压缩单元。

因为张拉二十面体可能有张拉维度，且二十面体能延长一些亚单元（并前后转换），我们可模拟、拓展、收缩和改变滑动机制的方向，及其延长、分裂、融合，甚至移动的能力。在我看来，甘向我们展示的是自我相似，有等级的分形图案。身体组织结构遵循最小能量自我组织的物理定律，这些定律与柔软的、凝聚的物质相关，这些物质是生物材料和泡沫形态的组分。书中所展示的不断改变的结构接近于泡沫模式，并且同样的法则创造了张拉整体。明显的偏差仅仅是结构的粗化，就像啤酒中的泡沫变粗了，但元系统内的三角支撑也在那时被发现。（在系统科学术语内）三角支撑是结构的下一分级。给自己的大脑袋倒杯啤酒，观察会发生什么？注意：它是怎么模仿甘博图教授在皮下组织发现的模式和滑动机制？

乳胶是流体状态的，但其被整合在纤维网络内。与水的机械行为很不同，它们遵循着一套不可侵犯的法

则，这与运动重力和空间填充的几何规则无关。看似随机或不规则的可能是感知悖论。雪花对我们而言，是不规则和随机的，但却严格遵守物理法则。"没有两片相同的雪花"和"所有的雪花都是六边形的"，就是一个显而易见的矛盾，告诉我们的都是关于感知。当从另一角度看时，那些我们感知到的不规则，可能是严格的有序化。

甘博图医生描述的不断变化的微液泡和微纤维与生物张拉模型完全一致，并且出现在组织的每一层次、每一尺度和跨尺度间。要在每一尺度确认真正的结构组织是非常困难的，甚至不可能，因为我们常因在一段时间内只能观察到一个尺度而受限制。

作为一名整形外科医生，甘博图自然而然地把重点放在弹性软组织上。作为一名整骨外科医生，我则遵照教导会关注于抵抗骨头的压缩。我开始意识到，紧张会产生压力，反之亦然。它们是相互依赖的且必须相互共存。当处理张力原件时，必须认识到我们同时在宏观和微观尺度上参与压缩原件，必须时刻注意这两者。

尽管今天，我在甘博图精彩的内镜演示中仅看到张拉整体，但他已经将生命倾注在这一理论模型上。

参考文献

1. Levin SM. The icosahedron as a biologic support system. In: Proceedings of the 34th Annual Conference on Engineering in Medicine and Biology, Volume 23; 1981 Sep 21-23; Huston, TX. Bethesda: Alliance for Engineering in Medicine and Biology; 1981.

2. Levin SM. The icosahedron as the three-dimensional finite element in biomechanical support. In: Dillon JA, editor. Proceedings of the International Conference on Mental Images, Values, and Reality; 1986; Philadelphia: PA.Salinas, CA: Intersystems Publications; 1986.

3. kennethsnelson.net [Internet]. Available from: http: //www.kennethsnelson.net/faqs/faq.htm.

纤维网络的适应和修复功能

6

概述

　　这个在永恒探索中的形态动力学系统的平衡最终将中断。在人的一生中，这个不规则的、多纤维的、混沌的、分形的系统将经历许多变化。它可能受到残酷的外部侵略，如事故；或由于过度使用，导致重复拉伤；或被肥大的肌肉或多余的脂肪组织修改。这个纤维网络的组成单元也将受到时间无情的影响，导致不可避免的退化。关于这些变形的本质有着丰富的生物数据，都与生物体的观察相关，但内容实在太多了，没法在本书中全部覆盖。一些奇怪的和意想不到的解剖观察鼓励我们从系统的角度和动态适应方面考虑组织的反应。

瘢痕组织和粘连

　　让我们消除一个常见的误解：粘连通常被称为瘢痕组织，但实际上粘连是瘢痕的并发症，是结疤的结果，比如皮肤上的手术切口。在炎性疾病或复杂的区域疼痛综合征（complex regional pain syndrome）等情况下，粘连也可能形成。粘连也更易于改变，比如通过手法治疗。因此，瘢痕的外观可能具有误导性，因为它并不总能表明潜在组织破坏的程度。皮肤屏障的破裂以及随后的皮下世界在外部环境的野蛮暴露，破坏了纤维的和谐。幸运的是，生理机制随时准备应对创伤，使伤口迅速有效得以密封。如果损伤不是致命的，损伤的组织就会被修复，但不会回到它之前的状态，而且通常瘢痕组织的质量会有差异（图 6.1）。

图 6.1

受伤后，纤维的和谐被破坏。损伤的组织可被修复，但不会回到它之前的状态，而且通常瘢痕组织的质量会有差异

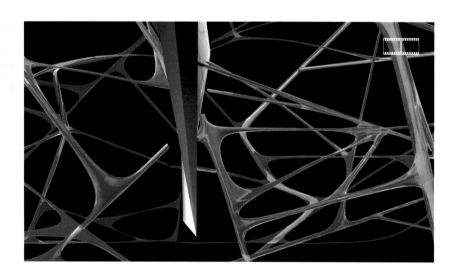

　　尽管生物修复过程是人体一种主要的生存机制，并存在着令人满意的修复潜力，但并不总是完全成功。这可能是由于代谢或机械因素，或两者的结合。修复过程涉及众所周知的化学反应，然而，我们现在知道，纤维胶原网络的形态动态组织产生了张力，影响了修复受损组织的尝试。

- 在受伤后的几周或是几个月后，我们在伤疤下发现了什么？

- 在受伤之前，我们能发现同样的纤维的和谐吗？

- 纤维网络的动态平衡能被重建吗？我们能找到一个临时的修复工作吗？

让我们探索这个已经被摧毁，然后又被修复的世界。人体尝试修复组织损伤有两个原则。

- 一切都取决于最初创伤的性质。组织破坏越大，修复的成功率就越低，特别是当涉及不同类型的组织时。

- 瘢痕组织的形成是没有选择性的。瘢痕组织在组织损伤部位形成，修复过程包括将任何类型的受伤组织合并到同一个瘢痕中。这适用于所有类型的组织，包括真皮、肌肉、肌腱和骨骼。

最初，同样的修复过程适用于所有组织成分，瘢痕组织在几周内仍未分化。随着时间的推移，一种特殊的运动或功能可能会被恢复。

关键要点
因为瘢痕组织形成是一个非特异性的过程，自然界不会将生命体修复和重塑到像受伤前完全一样，结果往往令人失望（图6.2）。

图 6.2
大自然并不像受伤前那样修复和重塑生物，其结果往往令人失望。这张照片显示了伤后一年的内部瘢痕（2倍）

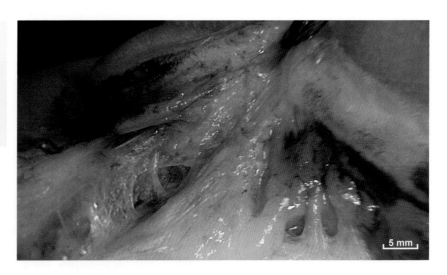

一个简单的手术后瘢痕（图6.3）。表皮的表面由多面体重新组合而成，其运动方式与表皮的正常移动非常相似。力线穿过伤疤并予以塑造，力的约束影响了表皮表面的重塑。偶尔，在真皮下，长的粘连呈柔软、可移动和轻微可伸缩性，但它们不影响灵活性。力仍然正常作用在组织中。

图 6.3

一个简单的术后瘢痕

A 表皮表面由多面体重新组合而成，其运动方式与表皮的正常移动非常相似（5 倍）

B 长粘连（瘢痕的副产品）可以在真皮以下看到。这些粘连都是柔软的，略有移动，可伸缩但不影响瘢痕周围的灵活性（5 倍）

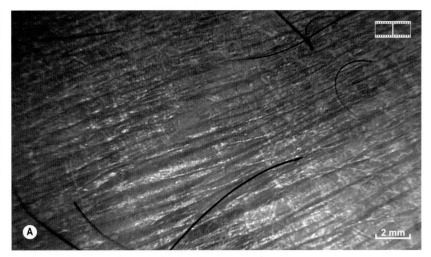

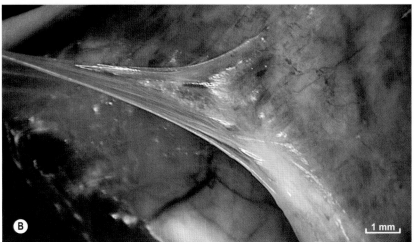

　　下面将介绍另一种的情况（图 6.4）。尽管它似乎也很好地融入了表皮的表面，瘢痕表皮上的多面体已经被重组，并与其他部位相似，但这个伤疤下面的组织完全不同。这个伤疤的牵引力显示了真皮和真皮下滑动面的粘连。真皮很硬，缺乏流动性，很明显失去了正常运作的能力。微循环的树枝状结构已经被排列成灌木状的无序集合的新生血管所取代。当真皮和真皮下滑动面粘连在一起时，纤维是宽的，并紧密地捆绑在一起，几乎没有任何微液泡或血管存在。在瘢痕的边缘，我们看到正常的脂肪细胞、微液泡，以及完全血管化的组织（correctly vascularized tissue）。

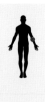

图 6.4

A 这道瘢痕似乎很好地融入了皮肤的表面，瘢痕表皮的多面体形态已经被重组，与表皮的其他部分相似。然而，瘢痕下的区域与图6.3所示的区域完全不同（2倍）

B 在这里，我们可以清楚地看到，瘢痕上的牵引显示了真皮和下面滑动面的粘连。真皮很硬，缺乏流动性，很明显失去了正常运作的能力（5倍）

C 在展示中，纤维是宽的，并紧密地捆绑在一起，它们缺乏原始组织的移动性。真皮的微循环是杂乱无章的，我们可以看到真皮和底层滑动面的粘连（100倍）

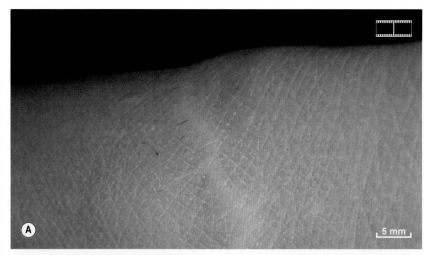

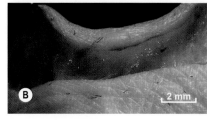
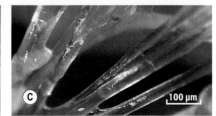

　　但粘连并不止于此。在一个曾经被割伤过的肌腱组织中，它们朝着更深的方向延伸（图6.5），我们称其为纤维大灾难（fibrillar apocalypse），这里纤维膨胀（这些纤维就像一艘乘船里破碎的桅杆和绳索，相互交错），并且增厚（这些绳索由胶原蛋白1型纤维组成），分散得到处都是。它们以不规则的方式排列，失去了固有的流动性。这块区域就像一个被飓风破坏的森林，原先的纤维混沌的潜在秩序已经丧失，支撑性和柔韧性已经被粘连的硬度所取代。

图 6.5

黏附是多纤维网络中的一个区域，其中动态纤维的和谐消失了

A 肌腱粘连（5倍）

B 粘连在一个骨合成板周围（5倍）

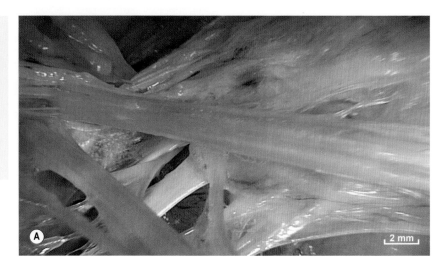

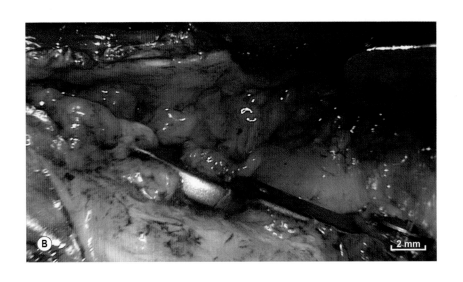

一些瘢痕无法达到成熟期（图 6.5B）。这通常是瘢痕组织刺激的结果，可能是由于异物的存在（神经的部分），或功能性张力的存在。图 6.6A 展示的瘢痕就是一个很好的例子，它发炎了，变紫了，痂还没有愈合，受伤 3 个月后仍然疼痛。这个切口揭示了真皮血管的混乱外观，这些组织很脆弱，也很容易剥落。很明显，愈合过程尚未完成，这可能是由于胶原蛋白 3 型纤维的持续存在引起的。在伤疤的底部，我们发现了一个红色的区域，内衬着一小束血管——炎症的证据（图 6.6B）。炎症的持续存在可以解释为，在它们中间存在着一种奇怪的、潮湿的粘连，附着在肌肉的腱膜上，限制运动并使炎症过程持续下去。

图 6.6

A 伤后 3 个月出现未成熟的瘢痕（2 倍）

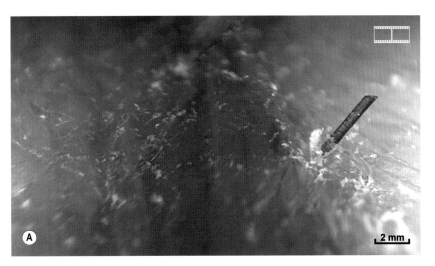

图 6.6

B 在这些瘢痕中，我们发现红色区域内衬有小束血管，这是炎症的证据。瘢痕和下方腱膜之间形成粘连（5 倍）

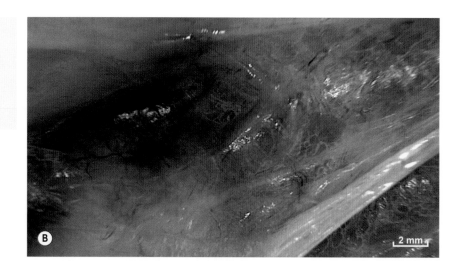

有时功能损害是明显的，如在下一个例子中，即图 6.7 所示。这道瘢痕在前臂前表面的每一个屈曲运动中都出现内陷。皮肤多面体的协调排列尚未恢复。在对瘢痕进行手术探查时，我们发现了增厚、肿胀、水肿的组织，并覆盖了新生小血管，这是炎性阶段持续存在的证据。组织是脆弱的，需要仔细解剖。很难区分不同的组织类型，不同类型之间的差异还不清楚。外科医生会逐渐设法分离粘连和游离肌腱，恢复其移动性。功能性的改进将迅速优化瘢痕的质量，在对瘢痕组织进行外科手术的过程中，常会惊讶地发现这些粘连的坚韧和耐受性。

图 6.7

这道瘢痕在前臂前表面的每一个屈曲运动中都出现内陷。皮肤多面体的协调排列尚未恢复。组织是脆弱的，需要仔细解剖。区分不同的组织是困难的，不同类型之间的差异还不清楚（2 倍）

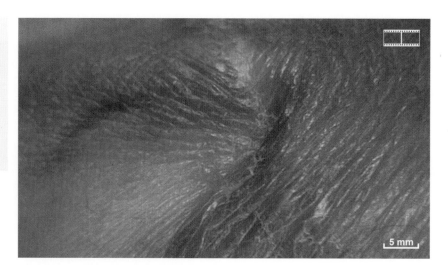

图 6.8

A 瘢痕组织（白色组织）和伴随的粘连是组织重建的失败尝试，是对原始组织的拙劣模仿（2倍）

B 非特异性瘢痕组织位于损伤部位（2倍）

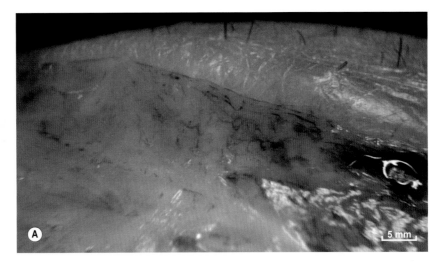

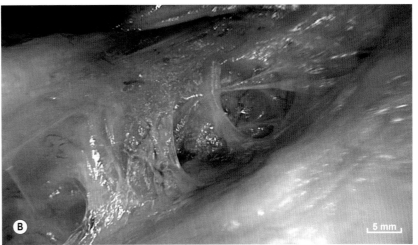

　　瘢痕仍然是一种躯体功能障碍和真正的结构混乱的区域，与正常的纤维组织（可以被描述为功能决定的混沌系统）相反，它没有功能性的目的。瘢痕组织的形成导致纤维混乱。粘连是动态纤维平衡消失的原因。

　　因此，修复过程是存在的，但它是非常基础的和非特异性的。如果结构被破坏或严重损坏，受伤的组织不会恢复到原来的结构。瘢痕组织和伴随的粘连是组织重建失败的尝试，是对原始组织的拙劣模仿（图 6.8）。

儿童体内有时表现出惊人的重建受损组织的能力，它们的组织具有强大的治疗能力，在成年后逐渐丧失，在老年人体内几乎完全消失。为什么当我们变老的时候组织不能正确地完成之前能够进行的工作？

也许在将来，恢复细胞的选择性是可能的，这样就可以重建受损的组织，而不是在损伤部位形成非特异性的瘢痕组织。这种重建胶原蛋白原结构的能力值得未来几代人的探索。

水肿

水肿是最简单的病理状态。创伤后或术后水肿是一种微液泡的突然扩张，这是由于纤维结构的机械膨胀导致的血管内压力增加。渗出也有可能发生（图 6.9）。肿胀的、膨胀的纤维无法展开、延长或在张力的分布中发挥作用，这妨碍了滑动机制。然而，同时影响纤维和静脉内液体的内在变化通常是有限的，患者最终还是可以恢复到正常。

图 6.9
创伤后或术后水肿是微液泡的突然扩张。这是由血管内压力增加和纤维结构的机械膨胀引起的，也会发生渗出（2 倍）

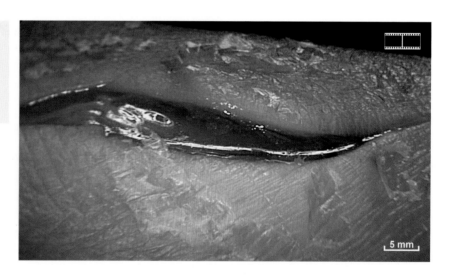

5 mm

在某些情况下，水肿紧随其后的是内在的变化。即使在没有任何组织破坏或任何明显伤口的情况下也会发生这种情况。这些变化与在伤疤中发现的相似。这解释了过度黏附形成的现象，可能是由于红细胞和血浆的过度渗出以及纤维和空泡内容物的变化造成的。这些粘连可以延缓恢复。这种无法将组织恢复到初始状态的能力，可能会进一步受到动脉炎等循环性疾病的阻碍，在糖尿病患者和吸烟者身上可以看到。

淤斑

淤斑与水肿相同，但伴随着红细胞和血浆渗出，会进入间隙区域（图6.10）。细胞外环境充满红细胞，它们通常是来自静脉，因为静脉更浅，更容易受伤。它们的壁比其他血管更薄、更脆弱。这种渗出通常是外伤引起的，但有时是内在性的，如在静脉曲张的情况下。

图 6.10

淤斑与水肿是相同的现象，但伴随着红细胞和血浆的渗出进入间隙区域（2倍）

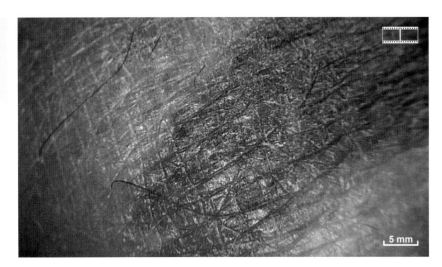

5 mm

皮肤的所有结构都受到影响：表皮被扩张，形成"橘皮"的外观；这些纤维是膨胀的，像微液泡一样；而且，血管内凝胶的化学成分可能发生了变化，但未被破坏或毁坏，因此仍有可能发生形态动态恢复。虽然所有的组织结构都受到影响，但结果通常是有利的，很少或没有长期的后遗症。由此产生的组织高血压和皮肤颜色的变化随着时间的推移而减少，其特有的紫蓝色的淤青变为绿色，然后变成黄色，再之后便完全消失。

血肿

血肿的发生与淤斑的渗出阶段有关。升高的等离子体压力（plasma pressure），升高的液体体积，以及红细胞的存在会干扰或破坏局部的纤维结构，将纤维扯离或撕裂，从而形成一个空腔。在重力作用下，在这一区域内存在着有限的膨胀区域，并且流体在这一区域内聚集，从而导致局部张力的逐渐增加（图6.11）。碎片的降解和液体的再吸收速度缓慢，而动态恢复的能力可能会被破坏。此外，皮肤也会受到影响，变得更薄，血肿周围的脂肪组织常会变硬。因此，会减少局部组织的柔软性和灵活性。有时，在皮肤表面可以看到组织收缩的效果。

图 6.11

血肿的特征是血管外空间存在血液。升高的等离子体压力，升高的液体体积，以及红细胞的存在会扰乱或破坏局部的纤维结构，将纤维扯离或撕裂，从而形成一个空腔。在重力作用下，液体也会聚集在这个区域（2 倍）

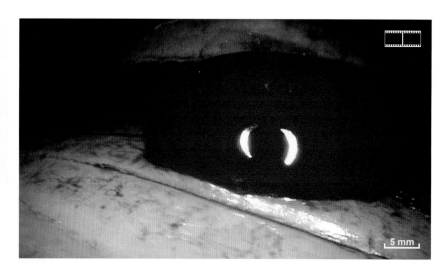

炎症

炎症可能是破坏性的，在任何地方都有可能发生，但滑移系统对炎症过程最敏感。纤维的透明度、密度和颜色的变化很容易看到：纤维变厚；透明度减少；明亮的颜色会逐渐变暗，而且通常是轻微的棕色或灰色（图 6.12）。

图 6.12

A 炎症组织的纤维系统失去了透明度（5 倍）

B 纤维本身变得更厚和不透明。它们改变颜色，通常是棕色或灰色（5 倍）

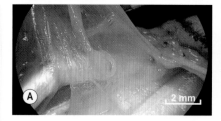

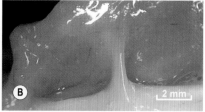

炎症也表现为过度的液体反应，纤维和微液泡的扩张，微血管增生和扩张，这些都会导致炎症区发红（图 6.13），在临床上可见肿胀（图 6.14）。

图 6.13

炎症表现为过度的液体反应，纤维扩张（微液泡），微血管的增殖和扩张（血液和淋巴）

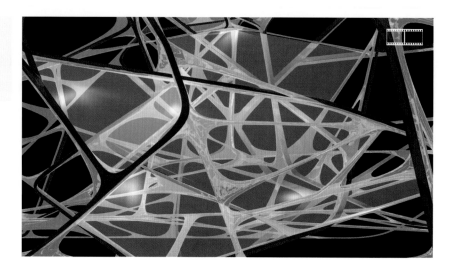

图 6.14

A 血管扩张和水肿解释了临床上可见的肿胀

B 你也可以看到微血管的泛光，使炎症区发红。炎症呈局限化（5 倍）

C 泛化（5 倍）

D 甚至可以在肌腱结构中发展（10 倍）

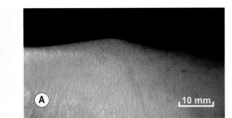
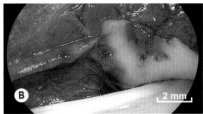
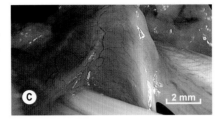
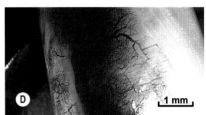

　　内在的变化同时影响纤维和静脉内液体。恢复到原始状态不是非要遵循的规则（图 6.15）。原纤维膨胀、缩短，甚至可能收缩。微液泡内形成小的内部气泡。这些泡沫不是人为制品，也就是说，它们并不是由组织的内镜观察引入的。它们是炎症过程的自然特征，但在健康组织中，它们并没有那么多。它们可能是在处理气体交换时组织所面临的困难的证据。这些气泡的存在，以及细胞外环境的不透明，表明了内含凝

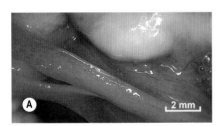
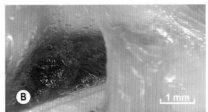
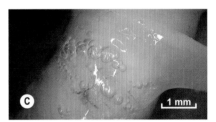

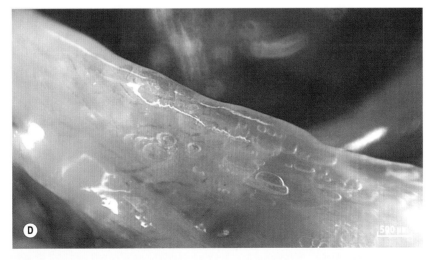

图 6.15

A-D 微液泡内的小的组织内气泡。这些泡沫不是人为制品，也就是说，它们并不是由组织的内镜观察引入的。它们是炎症过程的自然特征，在健康组织中没有那么多。它们可能是在处理气体交换时组织所面临的困难的证据（5 倍、10 倍、20 倍）

胶的质量发生了变化，再加上纤维的增厚，这就造成了僵硬和移动性的丧失，并妨碍了原纤维相互滑移的能力。细胞反应非常真实，但似乎并不多产。

有时你会发现局部水肿和血管增生的病灶，但在其他情况下血管增生是侵袭性的，就像常青藤攀长在一棵老树上（图 6.16）。

图 6.16
血管增生
A 有时你会发现局部水肿伴有血管增生，像婚礼的彩纸一样（20 倍）
B 其他情况下，血管增生是侵入性的，就像常青藤生长在一棵老树上（20 倍）

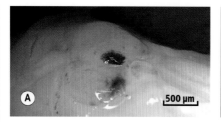
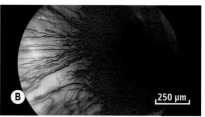

炎症和瘢痕组织的区别在于炎症中组织成分没有被破坏。一旦病因被治疗，组织仍有恢复的能力。然而，如果炎症被忽视或处理不周，组织破坏最终会发生，并且过程总是以同样的方式进行：微液泡增大，纤维缺乏，以及产生多个由液体填充的扩大的区域。纤维的日益稀少是纤维被破坏的结果，它解释了在组织没有返回原始形态的情况下局部形状变化的持久性（图 6.17）。在这种情况下，过程是不可修复的，会导致功能受损。有时，局部的多纤维系统消失，取而代之的是一种囊状的巨型液泡。但是，在其他情况下，也会出现巨型液泡。

图 6.17
如果炎症被忽略或处理不周，组织破坏就会发生。这个过程总是以同样的方式进行。
A 一种是微液泡增大，纤维减少，并产生了许多充满液体的扩大区域。同时，纤维的破坏也发生了。这个过程是不可挽回的，会导致功能受损（10 倍）
B 有时多纤维系统会消失，取而代之的是一种类似囊肿的巨型液泡（20 倍）

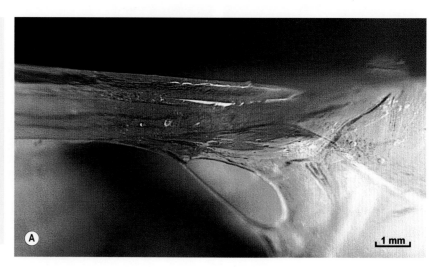

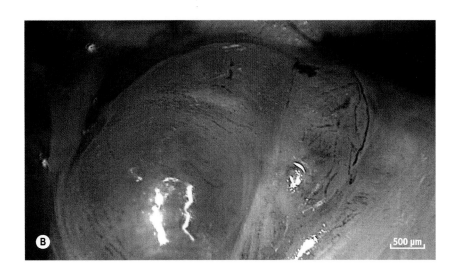

巨型液泡转换

　　这种发展类型是存在的，如我们之前所观察到的，在炎症、肌腱炎、旧淤伤，特别是在鹰嘴滑囊炎中，这一发展出现了巨大的变化。鹰嘴滑囊炎是在尺骨近端发生的一种病理现象，包括皮肤和骨骼之间的异常液体的分泌。这种分泌物是对活动的一种反应，这些活动包括肘部反复地倚靠在坚硬的表面，如书桌或桌子上。这个部位很脆弱，因为肘部尖端的皮肤相对较薄。重复的压力作用在鹰嘴凸上，使滑移系统退化，该系统使得解剖结构可以相互滑移。我们经常在手术中发现鹰嘴滑囊炎，而没有临床症状（图6.18）。

图 6.18

A 和 B 鹰嘴滑囊炎是在尺骨近端发生的病理现象。重复的压力作用在鹰嘴凸上，使滑移系统退化，该系统使得解剖结构可以相互滑移，形成一个空腔。在这种腔内，有时可以看到随机排列的交叉类的结构（5倍）

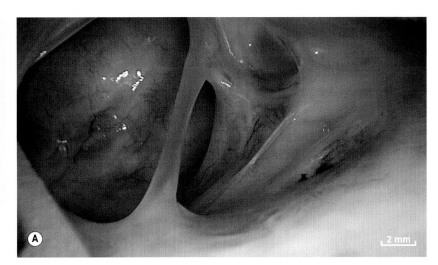

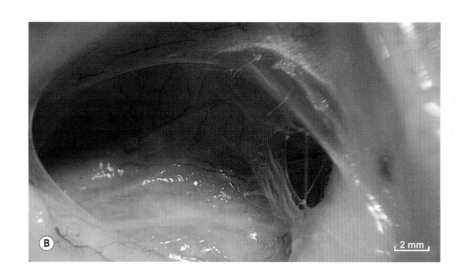

任何外部的约束，如重复的拉伸或压力，都可能会改变原纤维和它们的结构安排，从而形成一个巨型液泡。这涉及纤维的渐进破坏（撕裂）及最终破裂，导致产生具有不同生理特征的更大的空间或腔（图6.19）。由此，多纤维、微液泡系统被转化为一种巨型液泡。

图6.19
外部约束，如重复性拉伸或压力，可以修改原纤维本身及其结构安排。这涉及纤维的逐渐破坏（撕裂）及最终破裂，导致产生具有不同生理特征的更大的空间或腔。多纤维、微液泡系统被转化为一种巨型液泡（20倍）

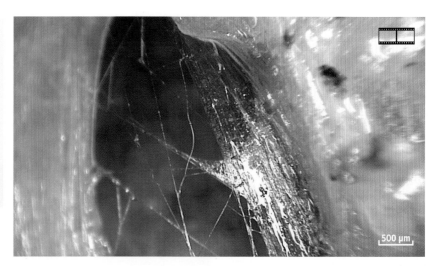

巨型液泡的转变始于一个水肿的阶段，其特征是微液泡和原纤维的增大，以及纤维内存在大量的气泡。逐渐地，纤维破裂和无纤维的空间被创造出来。液体从开放的血管内出来聚集在这些较大的非纤维性空间中，其中唯一不变的结构是一些血管。值得注意的是，在腱鞘远端及其系带与鹰嘴滑囊炎的内部有惊人的形态学相似性。

鹰嘴滑囊炎是一种功能适应的例子，它在人的一生中都会逐渐发生，通常是在没有临床症状的情况下，但由于组织受到反复的机械压力（图 6.20），生理和代谢行为发生了明显的变化。

图 6.20
受到反复机械应力作用的区域通常以同样的方式发生反应，如水肿（由于液体的再吸收能力的受损）、血管扩张、增厚和细胞外渗出。纤维的破裂导致非纤维空间（液体聚集）的产生（5 倍）

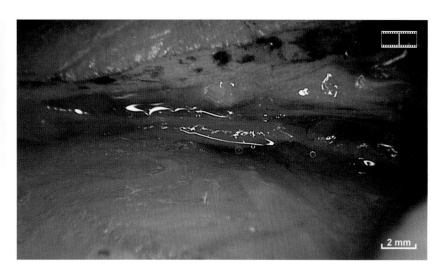

- 这个巨型液泡（在一生中都会出现），是否能为不同解剖描述的多种特性提供一种解释，例如，在腕部和手指腱鞘内屈肌腱滑移的多种形式的性质？
- 纤维系统的转换与机械约束之间是否存在一定的关系？
- 在更广泛的背景下，如果我们考虑人类的进化链，那么纤维系统的转化和机械约束之间的这种关系是否能够解释抓握能力的突现？

在腕关节的屈曲过程中，腕骨管前壁的滑车加强使肌腱稳定，并保证肌肉收缩的能量以最低限度的损失传导至肌腱。腕骨管内的肌腱同时受到纵向和侧向力的影响。

这引发了一种类似于肘部的巨型液泡反应（megavacuolar reaction）。我们可以清楚地识别出多纤维和巨型液泡之间被称为普通腕鞘的过渡区（图 6.21）。

图 6.21
A 和 B 有趣的是，在手指腱鞘（A，5 倍）和鹰嘴滑囊炎（B，5 倍）的内表面之间有着惊人的形态学相似性，甚至血液供应的安排也是相似的

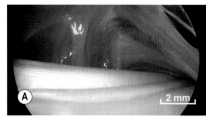
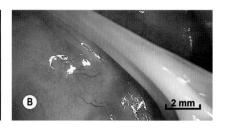

在手指内部，只要有其他滑车出现，这些巨型液泡就环绕整个肌腱的周围（图 6.22）。当流动性与腔壁——体腔壁或膜，如心包膜壁层或腹膜壁层（腹腔壁的膜，与围绕腹部器官的内脏腹膜相对）——约束联系时，我们看到巨型液泡反应。这种类型的反应也常见于胸膜和心包。

图 6.22
腕骨管内的肌腱同时承受纵向和侧向力。这引发了一种类似于肘关节的巨型液泡反应，我们可以清楚地识别出过渡区
A 多纤维系统（2 倍）
B 巨型液泡反应的开始（10 倍）

C–D 当腕管（C，5 倍）和手指管（D，倍）受到过多的外力作用，它们的行为方式相同

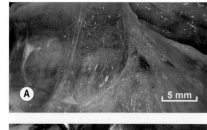
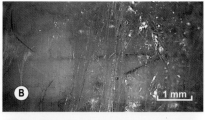
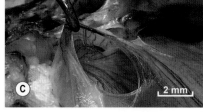
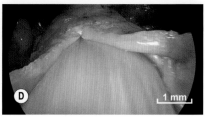

细胞超载

在皮下的微液泡里通常充满脂肪细胞。然而，在脂质超载的情况下，脂肪细胞的数量和大小增加，微液泡的大小也相应增加。结果，皮下组织变得越来越厚，皮肤被拉伸（图 6.23）。

图 6.23
在真皮下，微液泡里通常充满脂肪细胞。然而，在脂质超载的情况下，脂肪细胞的数量和大小增加，微液泡的大小也相应增加。结果，皮下组织变得越来越厚，皮肤也被拉长了。（5倍）

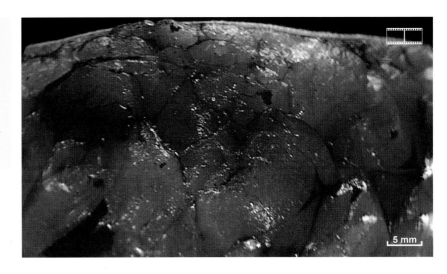

肥胖有两个不同的阶段（图 6.24）。

图 6.24
肥胖有两个不同的阶段
A 和 B 早期阶段的重量损失可以恢复到初始状态，因为重力还没有损坏纤维结构，内部的张力抵抗了重力的作用
C 和 D 第二阶段的肥胖特征是微液泡的极度膨胀，体积和重量稳步增加。这导致了纤维的膨胀，失去了弹性，使它们无法抵抗重力，回到原来的结构。形态被修改，轮廓被破坏

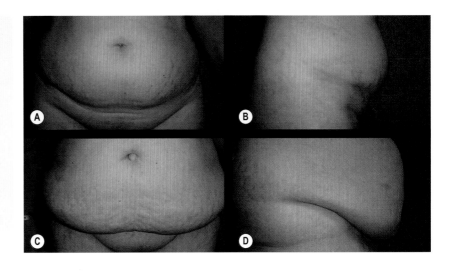

• 最初，微液泡内脂肪细胞扩张，而脂肪细胞取代了蛋白聚糖。血管内张力增加，虽然纤维结构扩张，但仍保留其固有性质。这个阶段的重量损失允许纤维返回初始形态，因为重力还没有损坏纤维结构，内部的张力可以抵抗重力。

• 肥胖的第二阶段以微液泡的极度扩张为特征，体积和重量稳步增加。这导致纤维的膨胀，失去弹性，使它们无法抵抗重力并回到原来的配置。形态被修改，轮廓被破坏。

体重下降

体重降低会减少脂肪组织的体积和液泡的张力，但纤维会永久改变。在成人体内，它们没有恢复到原来的属性（图 6.25）。然而，儿童的身体拥有更大的能力去重塑纤维网络，因为其仍处于生长阶段并且比较活跃。

图 6.25

体重降低会减少脂肪组织的体积和微液泡的张力，但纤维被永久改变。在老年人体内，它们没有恢复原有的特性，而出现下垂。与衰老有关的下垂发生在腹部、乳房和手臂上

A 腹部下垂

B 乳房下垂

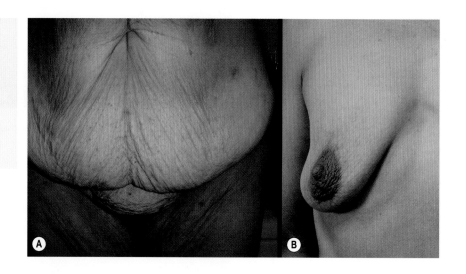

衰老

衰老可以被认为是重力对内源性张力的报复。像皮肤下垂这样的结构松弛也可用纤维膨胀而失去其内在品质来解释（图 6.26A）：纤维的体积、数量和质量都在下降；巨型液泡更大；液体的再吸收效率更低。内源性组织内的预张力，在生长过程中能够抵抗重力，在成年期达到高峰，到老年期，开始缓慢下降。在衰老过程中，原纤维对张力的抵抗力逐渐减弱，失去了恢复原状的动态能力。纤维内张力下降，下垂通常发生在腹部、乳房和手臂上。它们不能再抵抗重力了，剩下的乳腺或脂肪组织的重量会拖拽老化的皮肤和皮下组织。

面部皮肤和面部表情肌之间有密切的联系（图 6.26B）。纤维连接在这些区域更亲密，它们毫无疑问是更有效的，而且持续时间更长，以方便面部表情的表达。然而，过度暴露于太阳下和其他外部因素加速了衰老过程。

图 6.26

A 老化可以被认为是重力对内源性张力的报复。纤维的质量和内含物质的含量都在下降。在衰老过程中，纤维内的张力降低，纤维对张力的抵抗力逐渐减弱（2 倍）

B 面部皮肤和皮下组织的松弛对某些区域的影响大于其他区域，尤其是面部的下部和颈部

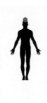

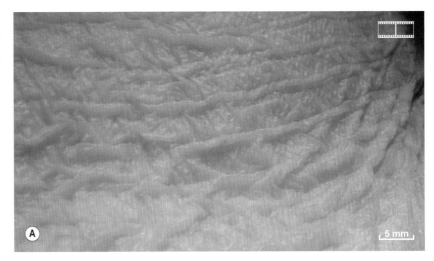

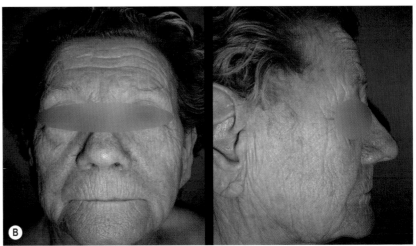

治疗的可视机械效应

　　我已经记录了几个视频序列，说明不同手法技术对皮下多纤维网络的影响（图 6.27）。

图 6.27

我们的内镜观察证实，直接作用于皮肤的牵引力对皮下纤维网有直接影响。皮下纤维、脂肪细胞、血管和细胞的移动性能够清楚地看到

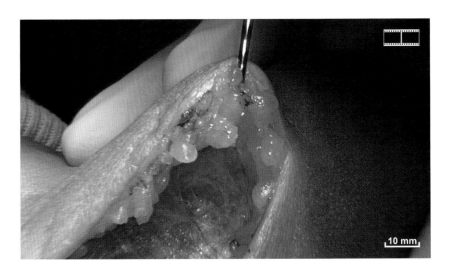

- 手法治疗中可观察到的机械效应是什么？

- 手法技术如何影响多纤维机制？

现在已经不可能认为手法治疗对皮下组织没有影响。我们的内镜观察证实，直接作用于皮肤的牵引力对皮下纤维神经网络有直接的影响，而机械传输很可能发挥作用。同时很明显，在三维结构中的操作似乎是处理纤维结构机械潜力（mechanical potentialities）的最好方法。

我们并不是说任何一个给定的手法治疗技术或多或少是有效或比其他任何方法都有更好的效果。每一个手法治疗师都会找到他或她的特定疗法的作用机制的解释，但是，越来越多的科学应该能够解释这种干预的基础。这本书为进一步研究这些机制提供了一个起点。

红线问题

现在我们可以回答最后一个红线问题。

> **红线问题**
> 6.当多纤维网络受到超出正常生理极限的压力时，如在病理或创伤中，它们能自然恢复其协调性吗？

综上所述，移动的、适应性强的纤维网络与它的交叉纤维形成了一种机械的和谐性，当健康的组织受损时，这种和谐便消失了。人体的修复机制无法恢复受损区域的原纤维网络，使其恢复原状。替代组织质量不佳，但可以通过手法治疗活动早期受伤部位来提高瘢痕组织的灵活性。

约翰·F·巴尔内斯的评论

几十年前，当我在宾夕法尼亚大学学习物理治疗时，我清楚地记得我的解剖学教授告诉我们要切开筋膜并把它扔掉。太多的人仍然视筋膜为不重要的包裹材料。根据我自己的受伤情况及通过治疗来自世界各地的患者的经历对筋膜系统进行了个人调查之后，我意识到要释放筋膜需要理解各种不同的原则。过去几乎所有的研究都是在尸体上进行的，并且完全集中在筋膜系统的纤维网络上。虽然纤维网络非常重要，但同样重要的是处理筋膜系统的流动的基质（ground substance）。理解这一点需要基于流体动力学的独特原则。甘博图医生的高清数字视频图像显示了基质的连续性。

每个人的筋膜都有不同的应变模式。在我们的肌筋膜释放技术中，以温和但坚定的压力进行5分钟的筋膜限制，将引起压电、机械转导和相变的现象，最终导致释放。这种持续的机械压力引起纤维性的流动和其他纤维性的变化，这在甘博图医生的工作中可以看到。而其反过来又会导致细胞的机械转导效应，而且可能会导致白细胞介素-8的产生，其是人体的天然抗炎物质。

一幅图便可胜过千言万语。甘博图医生在活体上的重要发现对治疗师和医生对筋膜的理解非常有帮助，他们从手法操作的感觉中得到证实。在甘博图医生的图像中，筋膜美丽的液晶性质代表了筋膜系统的真实性质，并为筋膜放松手法减轻疼痛和增加运动范围的有效性提供了一些解释。

甘博图医生的系列DVD和这本书很好地阐释和描述了构成筋膜系统的纤维和微管的结构、流动性和重要性。他的及时贡献增强了我们的治疗艺术性并可提升作为肌筋膜释放治疗师的能力，以确定和释放肌筋膜的限制，并阐明筋膜在一个人的整体健康中发挥的作用。

加濑建造医生的评论

几年前，我还记得我带学生们去日本的脊椎按摩学校，在解剖实验室里观察尸体。我教他们解剖学、生理学和人体的病理。但当我看着那些暴露在外的组织时，我总是在想："这在活人身上会是怎么回事呢？"我知道身体结构的名称，知道它们的功能，知道我们的想法是在一个活生生的人身上发生的，但我总觉得什么地方仍解释不通。当我看着暴露的尸体组织时，我看到了肌肉、骨骼、器官和脂肪，但我从来没有看到过流体或流体运动。当有人跑或跳时，我看不出肌肉和筋膜是如何移动的。当我看不到究竟发生了什么时，我怎么能完全理解发生了什么呢？

40年来，我在脑海里创造了一些身体内部的图片。我告诉我的学生，当他们看到尸体的时候"这不是一切"。你可以看看这个身体，但是你看到的是很僵硬的，而不是活生生的人的样子。你需要想象这是怎样的，比如有液体循环和润滑组织，"组织应该不断运动"。当我看到让-克劳德·甘博图的视频里的内镜图像时，我对自己说："就是这个！"这是我这些年一直在想象的事情。我很惊讶，这些照片看起来和我想象的很像。令人惊奇的是，流体沿着筋膜区域的所有纤维运动，使所有的滑移运动成为可能。

我遇到甘博图医生时，他是2013年肌内效贴布斯坦福大学国际研究协会肌内效研讨会主讲人。我与他讨论我的肌内效贴技术并将它应用到皮肤来改善表皮和真皮。随着皮肤表层的提升，下面的组织中会产生更多的空间。当这个空间被创造出来，组织的压缩被减轻，液体开始更自由地循环，身体组织可以冷却，因为停滞的血液和淋巴被分散。空间、运动和冷却是我一直重视的内容。甘博图医生对组织结构和功能的描述为这些治疗益处的产生提供了很好的见解。我着迷于他不断寻求新的知识和对身体及其功能的新认识。他对工作的热情是鼓舞人心的。

在斯坦福大学，我们讨论了将调查肌内效贴是如何工作的可能的合作研究。当我们把胶带贴在表层时，皮肤下面会发生什么？他和我有非常相似的哲理。我们一直在寻找更多的信息，更多关于生活机制的知识。我们都相信你必须继续学习再学习。我们想要了解关于人体的一切，我为能通过一起工作而学到东西感到兴奋。甘博图医生的工作彻底改变了我们看待人体的方式，并为世界提供了真实的皮肤之下一个令人着迷的形象！

威廉·福里医生的评论

在过去的40年里，作为一名理疗师，我在治疗方法上进行了微妙的改变，以应对越来越多的专业上的证据。作为一种帮助患者从创伤、手术或疾病中康复的手法疗法，运动一直是我们治疗方法的主要支柱。这包括按摩疗法、分级被动运动和锻炼。我们都知道，手法运动和组织操作提高了组织的灵活性，最终提高了患者的运动质量。然而，我们在治疗过程中根据直觉所做的治疗总是缺乏证据。当我在面对缺乏科学证据的时候，我常常怀疑自己的能力。

随着时间的推移，医学界坚持以基于结果的证据来证明我们的治疗方式，以产生最佳的实践协议。在物理治疗中，当我们所接触的只有零星证据的时候，这导致了操作手法和推拿疗法的缓慢发展。

在过去的十年中，对人类结缔组织和筋膜系统的理解重新燃起了人们的兴趣，重新激起了对传统的手法和推拿疗法的热情，而这种疗法曾经是老一辈物理治疗师治疗选择的主流。在这方面，甘博图医生的工作在我对组织和系统如何应对伤害和创伤的新理解中起了关键作用。他进一步扩充了由于组织瘢痕和粘连引起的功能障碍的知识基础。方法的简单性和图片的清晰性给了我及其他治疗师自信，去跟我的外科医生解释在治疗方案中想要达到的目标。

甘博图医生的内镜观察证实了我的手指和手所感觉到的，在手术和创伤后，在皮肤下的组织层滑移被限制。它们进一步证实了我对复杂的胶原蛋白和网状结缔组织如何在活体解剖结构之间建立复杂关系的解剖观察。

这一章关于瘢痕、炎症、适应和对多纤维网络变形的价值是值得强调的。瘢痕组织和粘连引起的并发症和功能障碍每年使医疗界损失数百万美元。因此，任何有助于理解皮肤层下面伤疤的隐藏世界的见解，都必须受到欢迎和赞扬。由于甘博图医生在这一章中给出的见解，治疗师的临床推断得到了极大的证实，现在可以提供一种更可控的治疗干预，在创伤或手术后改善患者的功能。这一章让我——一位物理治疗师有信心以客观的治疗方法来说服外科医生，而不是以直觉作为我治疗选择的理由。

作为建构性组成组织，结缔组织与人体形态相关

7

人体形态可以被描述

形态的能动性

形态可以变得更复杂

概述

我们已经展示了对生物结构的观察结果，可以说，"人体形态"是形态学上的分形结果，是由对生物组织的结构和构成有着重要作用的原纤维交织形成的混沌网络。

人体形态可以被描述

科学观察所揭示的

正如我们在导论中已了解到的，很久以来生命体的组织就是一个被广泛讨论的话题。用于描述这些组织的语言和概念受到了各种各样的影响，有时候甚至是玄乎其玄的——以对形态及其成分的猜想为基础。但现在，科技的进步使我们已经可以在显微组织学水平上检测生物，获得更客观、更科学的关于形态和功能的综合观点，摒弃了过去被广为接受的观点。客观的科学研究是唯一的出路和参考要点（图 7.1）。

图 7.1
内镜观察证实了生命体结构的连续性。一个由纤维构成的连续的全局网络在三维空间上连接所有的组成部分，以形成一个有机的实体（10 倍）

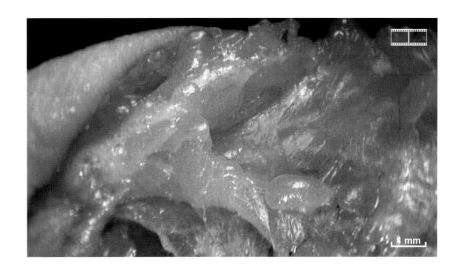

细胞外环境的多纤维结构

移植和塑形外科医生的一大优势是可以利用显微镜在人体的不同部位进行操作，因此，他们可以以此累积广博的人体解剖知识。任何一个进行过这些显微手术的外科医生都可以证实，纤维组织遍布于人体。内镜下可以看到纤维组织存在于人体的每一部位——肌肉、肌腱、血管周围、周围神经以及骨膜中。人体的所有器官或许具有相同的基本纤维结构，当然，也具有不同的构成特点。原纤维不仅遍及整个人体，且在显微水平上连接细胞与细胞间基质。因此，我们认为这种连续的纤维网和人体形态的产生之间存在联系，并且有助于研究一种新的建构模型（图 7.2）。

图 7.2

要提供无可辩驳的证据证明胶原纤维与人体轮廓的关系并不容易。在一个肥胖者的手肘，可以清楚地看到这种关系

A 上髁下组织的凹陷

B 凹陷的手术切口显示了纤维紧绷

C 脂肪细胞超载引起的脂肪小叶扩张，使这些纤维处于张力状态。这种纤维张力延伸到底层组织的深处（5倍）

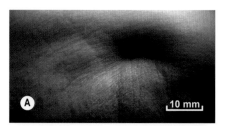

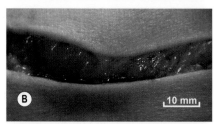

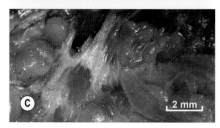

这种纤维组织由此构成了一种整体的连续性的系统。组织层的概念，犹如整齐分开的隔层、间层和鞘层，这种观念虽然作为一种人体解剖的教学手段是可取的，但在根本上是错误的。

人体的基本构成单位：微液泡

我们的研究表明，这种无处不在的组织是由三维的纤维连接构成的，它将身体的所有部位连在一起，从而形成一个有机的整体。无所不在的原纤维网交织在一起，形成了三维的多面体微空间——微液泡，它被认为有可能是人体基本构成单位。微液泡充满了糖胺聚糖，而这些糖胺聚糖又是由不同形状、大小和功能的细胞构成的，或者被不同形状、大小和功能的细胞填充着（图 7.3）。

图 7.3

微液泡的概念使我们能够解释如下问题

A 结构元素的形状、体积和流动性，以及它们的增殖和生长

B 细胞的位置

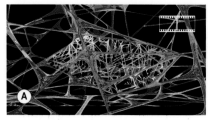

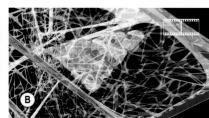

这些构成单位没有分层和分级，且表现为明显的随机化和混乱。人体形态也可以理解为这些微液泡、微液泡体积和交织的纤维网状结构的聚集和堆积的结果。

通过借助视频内镜获得信息后，我们现在也可以了解这些解剖结构是如何移动并还原至其静止状态的，以及它们如何接收能量和信息，并在不失去组织连续性的情况下（除了少数情况下功能性必要的破坏）保持其完整性。

现在我们了解了纤维组织、胶原蛋白以及弹性蛋白网络从皮肤表面延伸到细胞的形态动力潜能，我们还通过整合素了解了纤维网络和细胞之间的联系，以及胶原纤维提供的细胞间凝聚力。

该网络系统有通过调整填补空间建立所有可能的形态的能力，从而使复杂的形态得以发展，并允许仅在物理力量的影响下发生变化。

多微泡网孔及其形成的几何结构为生物提供了基本结构体系，这引出了数学家、生物化学家和物理学家共同关心的重要问题。

现在我们首次得出一个巧妙而简单的生物显微组织的构成概念和模型，这是从观察活体组织中得到的。这不仅仅是理论上的，因为任何外科医生都可以很容易地观察到并做出必要的阐述来继续这一研究，而不需要再研究复杂的理论模型。

现在我们可以概括出一项可以阐释结构和功能的纲要，并将人体视为一个纤维和细胞交织的网络，这些密度不同的纤维和细胞延伸到整个身体。所有的构成单位都是相互联系的，且能够移动、分配能量及清除代谢废物。这是一种审视人体的全新方式。

身体，包括其外观和内部组织，有着与传统模型截然不同的构成。

细胞外基质——与人体形态有重要关系的整体网络

身体不能再被机械地认为是由结缔组织连接在一起的器官组成的各分离部位构成。

如果皮肤的表面与细胞核之间存在完全连续性（图7.4），且如果这种连续性延伸至整体的人体形态和身体器官，则可以得出在组织的连续性和人体形态之间存在联系的结论，并能从中提出新的理论。

图 7.4
这种纤维结构负责整个身体框架，从皮肤表面到骨膜和骨结构。这是一个真正的连续体。这不仅仅是简单的结缔组织——它是我们的组成组织

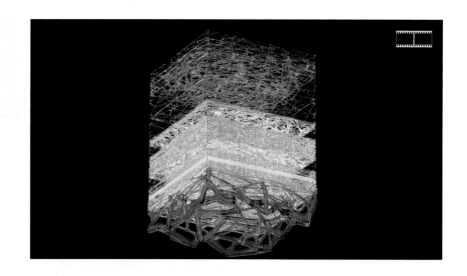

关键要点
结缔组织实际上是组成组织。它不仅把不同的部位连接在一起，而且是各部位形成的主体骨架。

筋膜的重新定义

现在是时候提出这个术语的特有定义了。它必须符合我们所研究的情况。该定义还必须要符合我们在这个领域中的各种思想和研究流派中遇到的语义用法。

正如我们所看到的，细胞与活体形态的连续性和完整性无关。它们的存在需要一个支持系统和一个构成骨架。一些用来描述细胞间组织的解剖学术语，如细胞外基质、间质组织、复合微液泡胶原吸收系统、疏松结缔组织以及通常被称为筋膜的结缔组织，所有这些术语都会带来混淆。

在解剖学上，筋膜被定义为连接和联合身体所有部位的联结物质。实际上，它非常类似于结缔组织，被描述为参与支持和连接运动。但不同的学术流派和领域对这个定义做出的解释均有所不同，范围从简单的致密组织，如浅表筋膜，到结实的肌腱组织，如阔筋膜张肌和髂胫束。

术语"筋膜"经常被滥用、误用和不加区别地使用，这在解剖学和治疗方面均造成混淆。例如，筋膜炎到底是什么？我们经常说的"我们要治疗筋膜"是什么意思？

但是筋膜已经成为太普遍的术语了，以致我们不能把它从医学或医学相关词汇中除去。然而，正因为它的普遍性，它需要并确实必须要重新定义。我提出以下定义。

关键要点

筋膜是人体内具有张力的连续性纤维网络，它从皮肤表面延伸到细胞核。这个整体性的纤维网络是可移动、可自我调整、分形且不规则的，它组成了人体的基本建构。

这样定义筋膜，可以修正纤维已被定义的特性——其存在取决于功能需要，但二者仍然是相同的系统。至此，每个人都可以用他们自己的方法对筋膜进行研究，但当提及筋膜时，它的定义对每个人来说都应该是清楚的。

形态的能动性

形态动力学：纤维网络促进运动

在第 2 章中，我们已经定义了筋膜纤维网络的结构。在第 3 章中，我们看到了纤维网络是如何运动的，以及这种内在运动又如何使生物体中的运动变得可行。我们可以观察到结构如何变形并还原到静止状态。

了解筋膜的纤维结构使我们能够理解：

• 身体结构如何接收信息。

• 它们如何在相互移动的同时保持自己的完整性。

• 它们如何分配能量，甚至在力的作用下不会破裂及丧失组织的连续性（除非少数情况下这些破坏是功能性必要）。

筋膜的纤维状基质构成一个流通的、可生存和新陈代谢的物理化学统一体。结构元素参与所有这些功能的过程。要做到参与这一点，从最大的宏观解剖结构到最小的显微解剖结构都必须保持完整的组织连续性。

此外，这种纤维结构在纤维骨架内提供了完整的物理连续性，其延伸到了微观结构，如弹性蛋白的螺旋蛋白、胶原蛋白和水分子。但为了解释我们对微纤维伸展和分裂的研究，我们需要想象胶原分子也以某种方式移动（图 7.5A）。

形态动力学可以被认为是形态及其运动的科学（图 7.5B）。它来源于科学研究，是指构成元素在生物的各个水平上的分布。它们的空间形态决定动态形态的情况是从生物体的细胞起源开始的。传统的化学定义并没有描述分子的活动性，图表通常列出的代表形态也不是很准确，而且从形态动力学角度来看通常是毫无意义的。然而，分子的形态动力结构不仅有助于我们理解它们的功能，而且有助于确保分子机制的连贯性。

图 7.5

A 在这个高度移动的网络中，可能发生的纤维运动的整个纤维束都在运动。一切都在运动，甚至在分子内部（15 倍）

B 形态动力学必须将生命体的形态和运动联系在一起，包括分子内的移动性

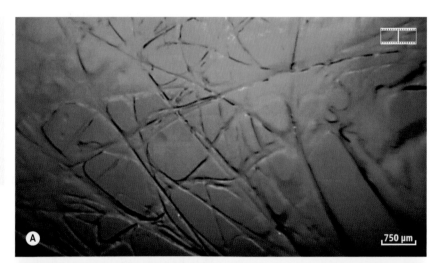

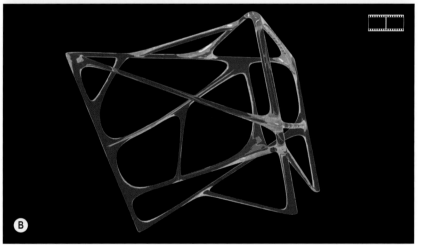

关键要点

解剖结构的形态和其活动性之间存在确切的关系，这种关系既适用于人体形态的外观，也适用于其内部的分子组织。任何对生物组织的解释和对形态动力学的定义都要参考这一阐述。

生物张拉整体

在第 5 章中，我们了解了纤维网络及其细胞内容物如何构成一个张拉整体结构。张拉整体是一个建筑学概念，将这一概念拓展到生物领域——即生物张拉整体，可以揭示生物结构是如何处理压力和运动的。生物张拉整体为生物结构提供了一个非常有用且便于理解的运行模式。

然而，生物张拉整体的概念对活体形态内的能量传递，以及处理自动和非自动的压力和运动的能力都有着巨大的影响。张拉整体结构在整体形态上"承担"负荷，而不是仅对近负荷点做出反应，解释了解剖学中一些令人困惑的问题。

如唐纳·英格博所展示的，这种广泛的运动和作用力的交流不仅在介观水平上，而且也会在细胞和细胞内进行。因此，在一个位置的机械传导效应可能是由远距离的相关细胞的刺激引起的。

身体内部的张力和压缩平衡的复杂性是如此之大，以至于需要其他生物力学假设肯定来加强这一概念，但就目前而言，它仍然是唯一能够解释我们抵抗重力的能力的假设。

分离模式和分形化

通过观察筋膜的纤维网络得出了一个重要的结论，其是不规则和自然分形的（见第 5 章）。形态没有明显的规律，但在放大一倍下可以检测到的图案在更高的放大倍数下可看到其不断再生，形成典型的无规则分形和多面体图案。

这一纤维网络构成了一个复杂的系统。这一系统必须适应一组不断变化的参数。因为没有固定的平衡点，所以，这些系统为了达到平衡不断地从一种状态转移到另一种状态，但它们始终处于不稳定状态。这种永久的不稳定状态使系统能够以最有效的方式探索物理化学上的可能途径。

分形是附加在多纤维系统混沌性的基础上的，从而在混沌的不规则性中引入了一种规律。正如我们所看到的，分形体存在于生物学的许多领域，包括血管网络分支、肺泡、胆管和神经系统。

这个发现产生了一个根本的问题，为什么生命体往往选用这种形态，而我们却认为有序的和线性的关系可能会更有效？西方主流比其他国家主流更大程度上倾向于遵循秩序和平衡，倾向于系统与各组成部分之间的线性和确切的关系。但是在筋膜上我们看到的是一个不规则的、分形的、混沌的、非线性的系统。最初，对无序系统存在的研究往往被视为无关紧要或毫无意义的。这些现象不能用数学公式来解释，也不严格遵守牛顿物理定律。在不断寻找知识的过程中，我们不得不逐渐接受自然不是以直线进行作用的事实和因果成比例的规律，即两个变量之间的常数关系实际上可以建立在非线性规则的基础上。

尽管如此，这些在不断寻求平衡的复杂系统，仍可以用严谨的科学方法来描述，并可以在表观的无序中展示清晰明确的潜在有序性。

形态可以变得更复杂

器官发生

正如第 4 章所解释的，细胞本身不能作用于生命形式的连续性和完整性。细胞不能解释人体形态，只有细胞外的筋膜所在的纤维网络与人体形态有关（图 7.6）。细胞的存在需要一个支持系统和一个建构骨架。

图 7.6
分裂——单个纤维的分裂——经常可以在纤维网络中观察到。分形化和纤维网络的内在特性是促成这一现象的因素。这使我们能够更好地解释生长、有机体体积的构造及其对重力的抵抗力。

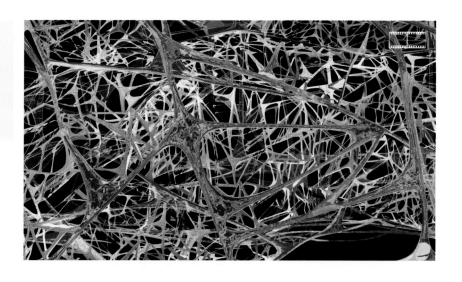

身体是一个整体的纤维系统，在这个系统中，特定细胞通过形成器官来完成特定的功能。虽然器官因功能的不同存在着特定的差异，但似乎它们有着相同的整体纤维骨架。

皮肤的组织分为表皮、真皮和皮下组织，准确地说明了这一纤维骨架对细胞功能的适应性。纤维组织的密度和细胞的丰富或稀缺，取决于它们的作用，是决定和区分我们传统上认为的不同皮肤层的因素。在甲状腺、肌肉和肌腱以及其他具有特殊功能的解剖结构中，可以看到纤维骨架内有相同的基本细胞排列。

在这种情况下，出现的理论也可能具有相关性。纤维网络在密度、数量和质量上的发展允许各种具有相同的基本构成规则的形态出现。这就是器官发生。

纤维在保证持续代谢交换的形态和物理化学平衡的功能上必须得到承认，但形态学上向更高水平的转变不能与低水平的类似，因为它将根据新的条件和自身行使的不同功能有所变动。因此，它将被赋予新的职能，但仍然保持主要的布局。

在多种力量的影响下，多纤维骨架可以很容易地转化以产生各种形态（图 7.7）。

图 7.7
三维纤维网络的计算机建模可以很容易地产生多种形态形式，包括简单的生命形式
A　一致性且没有区别的
B　皇冠形，中间有一个空间
C　螺旋形
D　圆柱形

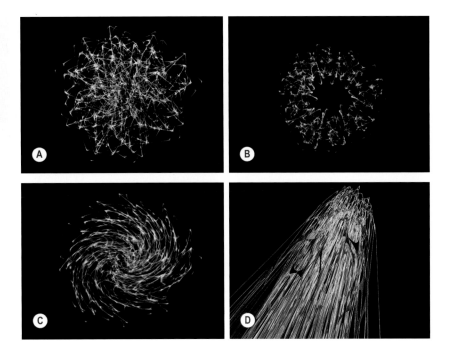

正如在第 5 章中讨论的那样，生物能够出现各种三维形态，如正方形、圆柱形、螺旋形或管状，但这些形态是简单的（图 7.8）。完全随机化的网络组织是这些形态产生的条件，因为它存在于整个人体的各个水平，从构成 DNA 的简单形态到细胞骨架和分子的微管。这些如多姿多态的烟花绽放般的形态已经出现，并将继续大量形成。某些发展轨迹在保持相同发展主体的同时将偏离现有的存在模式。

图 7.8
生命体只保留了简单的构成形式
A 肌腱的纵向
B 脂肪小叶的圆形
C 中央管静脉的冠状组织
D 皮肤表面的方形
E 环层小体的椭圆形
F 指尖皮肤的椭圆组织

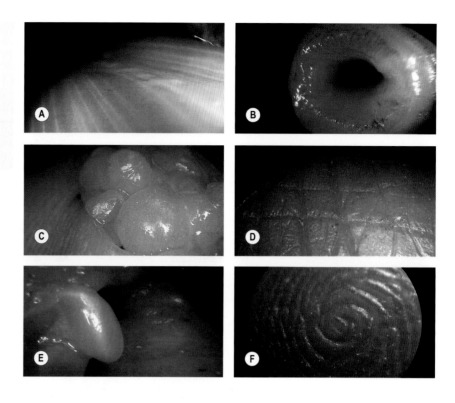

我们将看到很多不同的结构形成固定的混乱情况，为探索所有的途径做准备（图 7.9）。这是同化介入的方式，但始终符合生命的基本规则。

图 7.9
一般来说，活体组织并不是利用经典的欧几里得形式。相反，它使用不规则的形式
A 纤维骨架的不规则图案
B 表皮表面不规则的图案

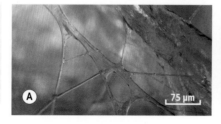
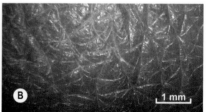

一个新的结构本体论

我们已经看到，筋膜的多纤维系统的所有成分及其分形、混沌结构的共同作用决定了整个系统的反应。该系统包括因素之间相互作用的一个网络，但单独的因素不能直接影响其他因素，也并没有一条全面支配系统的整体动态反应的规则。

我们也已经观察到，皮肤表面和细胞核之间存在整体的纤维连续，这种连续性贯穿整个形态，且实际上形成了这种形态。这个概念与传统模式完全背离。由此产生的结构理论将生物设定为永远在寻求平衡的过程中的一个动态的、抗重力的系统（图 7.10）。

图 7.10

从现在开始，可以对人体进行不同的思考，并提出一种新的结构本体论。一切都是连接在一起的，一切都可以移动

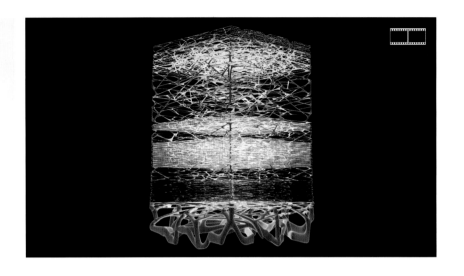

在开头，我们指出，传统观点仅仅是从外表的角度来看待"形态"的，即外观。但现在，这种观点已经发生了变化，这是由于我们对结缔组织的性质——构成生物体系的筋膜多纤维网络有了全新的颠覆性的认识。而认识到这一点的关键是进行活体内组织实验研究。活体外的组织研究不能完全解释生物世界。将来，随着内镜仪器的日益微型化，将有可能对活体进行更详细的特定原位研究，并拓展通过活体内镜观察所获得的认识。

了解了筋膜的纤维网络的性质后，我们便能够用一种新的措辞来描述形态，这反过来也有助于我们进行治疗研究。这种对生物结构的构想使我们能够将分子和物理化学、生物动力学和量子物理学结合起来，将多个学科联合起来。随着不同研究领域之间的联系变得更加清晰，会有助于搭建各学科之间的桥梁。

关键要点

这些研究引出了一项新的理论：结缔组织，即筋膜的纤维网络，实际上是组成组织。它不再被看作身体主要器官之间的作用不大的填充物质或连接。组成组织创造了体系，它是人体所有构成部分形成、存在和发展成独立个体的体系。在构成生物形态的观点上，这一改变创造了一项新的"结构本体论"——一种分类和讨论生命体构成的新方式。

在结语中，我将讨论这种如此重要的观点改变带来的影响，并给出一些与这一理论演变有关的个人解释和假设。

泽格·格拉科维斯基的评论

在早年，我曾试图解决巴特林克（Bartelink）对脊柱力学的描述所产生的矛盾。巴特林克认为躯干的抬起主要与背部肌肉有关，因此，举重者举起200公斤重量时不会损伤脊柱是因为腰背筋膜提供了重要的生理支撑。但是，数学模型需要对筋膜和骨骼肌肉的作用点进行非常具体和精确的描述。一个直接的后果是，筋膜局部附着在棘突尖端的任何微小变化，都会使髋部伸肌所产生的力传递到上肢的方式产生明显的不同。此外，这种影响正是由于胶原的非线性和黏弹性相互作用产生的。

负载脊柱对微小解剖变化反应的灵敏度极其高，因为轻微的损伤便可能使整个肌肉骨骼系统不稳定，但这不是我们在日常中都能经历到的。直到2007年10月的一天早上，我才在波士顿找到了一个对这个悖论很好的解释，在那里我第一次听取了甘博图医生提出的组织排列的论述。

这对我来说真是大开眼界。各种组织之间存在平滑性和连续性这一巧妙的概念，通过体内被拉伸的胶原蛋白的图像，得到了完美的论证。这大大有助于解决我心中的疑虑。最终，也可以合理解释筋膜、骨骼和肌肉之间的相互作用。我可以想象流动于身体的作用力和传输通路的动态重构。

这本书的全部内容给我的所有疑惑做了总结。它写得很好，为刻板的生物力学模型的数学公式提供了一个全新的思路，这些生物力学模型的建立长期依赖于脊柱各组成部位的固定矢量。甘博图医生的模型使得局部解剖结构进行快速简单的重构，以对应力做出反应。它提供的解决途径的无限性必然会优化资源的使用。因此，甘博图医生的概念不仅仅是一个简单的解剖描述，还涉及物种生存必须做出改变的潜在机制，这一机制与达尔文提出的精辟的进化论相符。

结语

为何大自然使用简单而不规则的空间多面体

来构建各式各样的复杂形态?

运动是预定的还是随机的?

秩序和线性已经被证明是很有效率的,那为什么还会存在

不规则的、混沌的、分形的、非线性的结构?

这种多纤维系统有没有能力影响细胞基因组进程?

结论

在最后这一部分，我想将我的想法拓展到医学乃至辅助医学鲜有涉足之地。三十年的外科医生生涯给予了我调研这些主题的能力。我很庆幸我的学识是循序渐进的，因为这给予了我更多的自由和好奇心去攻克这一路上遇到的各种问题。令我惊讶的是，这些问题的复杂程度超乎了我的预估。讨论我的工作时会不可避免地引出如下四个在我看来非常基本的问题。虽然我并没有确切的答案，但讨论这些问题本身是颇有裨益的。

（1）为何大自然使用简单而不规则的空间多面体来构建各式各样的复杂形态？

（2）运动是预定的还是随机的？

（3）秩序和线性已经被证明是很有效率的，那为什么还会存在不规则的、混沌的、分形的、非线性的结构？

（4）这种多纤维系统有没有能力影响细胞基因组进程？

为何大自然使用简单而不规则的空间多面体来构建各式各样的复杂形态？

经过观察，我们发现活体组织中的各种形态，不管是微液泡还是细胞，都呈现多边形的、不规则的框架（图 Aft. 1）。我们知道这一现象的解释可以是三维空间的纤维交错。这些形态是分子单元的构建结果，但这些单元本身也是有特殊的形态的。这些基础的、初级的形态常常是管状、螺旋状或球状的，如细胞骨架。

图 Aft. 1

A　多面体血管图案
B　皮肤表面的多面体
C　多边形细胞
D　多边形微液泡

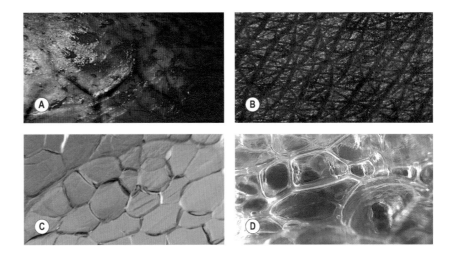

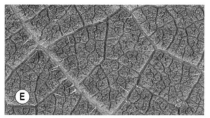
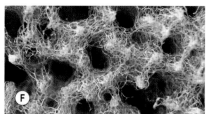
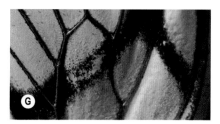

图 Aft. 1

E 甘蓝叶
F 海绵状
G 蝴蝶翼的一部分

其他的例子包括染色体（DNA分子）的双螺旋结构和胶原纤维。

构成活体组织的更加复杂的结构依然使用这些一样的简单基础的形式。变异类型是很少的，主要限制在多边形、圆柱形、椭圆形和螺旋形，以及更加少见的正方形、长方形和星形。这些形态有不同的动态表现，譬如螺旋、解旋、延长、内陷及致密化，不论如何均来自一样的基础形状。有趣的是，动植物界的所有成员看似均以同一方式组织起来。

由此引出以下问题：

- 为何有如此的形态学限制存在？

- 为何有如此相似的形状？

我认为，微液泡、细胞、多纤维网络之间有同样的作用力，从而适用同样的定律，这一点有助于回答以上问题（图 Aft. 2）。

图 Aft.2

A 心电图仪
B 动脉内的加压血液
C 内镜镜片上的液滴
D 身体内的流体

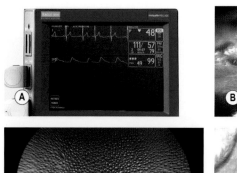
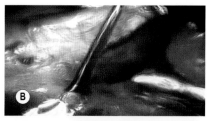
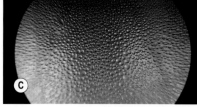
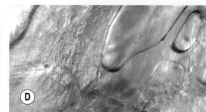

液体的恒定存在、组织通透性的改变、液滴的蒸发、微液泡的破裂、体温、电势的存在及围手术期血压，这些都是可观测的物理现象。除了这些可直接观测且可觉察到的现象，我们还必须记得生命体中存在的一些比较不明显的物理作用力，包括大气压、渗透压、电磁极性、重力及核力。

具有分形属性和位置安排的多边形结构并不仅仅是相邻结构的单纯并列，它是我们刚刚提到的所有物理作用力总和的结果。这些作用力加强了这些可持续存在于进化链上的形态。所有这些微解剖单元的性质，包括形状、形态、大小、颜色等等，都不是随机或杂乱的，因为它们是构成生命的基本单元。这一点看似毫不重要，但实则为基本结论，可为许多生命体结构的未解之谜提供解释。所有这些要素使我们更好地理解人类的形态构建，不仅仅是人类，这一结论还可应用于其他生命体，动植物皆可。

新达尔文主义者主张形状和结构是基因编程的表观产物，是功能的前提。然而，据我的观测，这种主张并不足以解释所见的现象，于是我的注意转到了一百年前达西·汤姆森（D'Arcy Tomson）的研究成果。他认为生命体的形状及形态亦是自然作用力的结果。

他认为不论是巧合还是进化法则都无法解释这些形状的产生、生长的和谐、活体组织形状的数目限制、形态的相似性，以及活的机体间无可否认的统一性。他也质疑，通过达尔文的自然选择过程，单纯的适应力能否解释形态的发展，以及它们是否可以被物理的、机械的力完善。

在解答第一个问题以及随即引出的一系列问题的过程中，我们得出一个可能的结论：为了建造形态学上的结构，生命的结构体系服从一定的基本物理作用力，这给予了初始的形态一定的选择，使进化的结构模式有相似性及多样性，保证了进化的永久性。

运动是预定的还是随机的？

在第 2 章里我们介绍过纤维混沌的概念，在第 3 章里提到了原纤维引起运动的内在力，第 5 章则介绍了分形化的概念。而现在我们可以在这些观测的基础上再添加一个现象——动态不可预测性，这将我们带到一个意外的领域。观看不同直径的纤维在毫秒之间相互滑行、分割与延伸，同时考虑到这些运动的必要分子动力机制，是很麻烦的。同样具有挑战性的是理解这些现象能在千万的原纤维中同步发生，而导致的全身性的随意或非随意运动。

我们的一组观测镜头显示了一系列意料之外的结果。在很短的时间内（约一秒）你能看到一根原纤维正"犹豫"着是要顺着另一根原纤维向上运动，还是向下运动（图 Aft. 3A）。

图 Aft. 3

A 这个序列显示了原纤维在另一个原纤维向上或向下移动（100 倍）

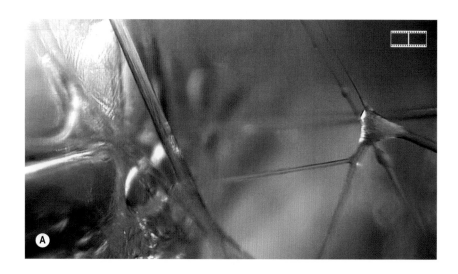

这种不确定性是观测到的基本现象，一切运动及其组合排列都是有可能的。在一根原纤维分为数根时也会有这种情况，这种行为完全无法预测。原纤维分裂前，并不会有其分裂时间、位置或方式的迹象，此种不确定性似乎源于其结构。有些原纤维在外部限制下更能进行随机运动，而其他一些则产生互相有强力的、稳定的联系，因此，它们的运动也不可避免地被限制了（图 Aft. 3B）。

图 Aft. 3

B 这个序列正好相反，显示了强而稳定的物理连接 - 预定结构连续性（130 倍）

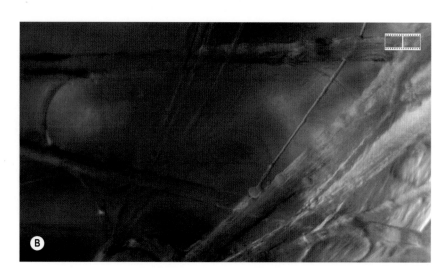

有时一种特定的运动会看似不可预测，但实际上是预定的。一根先前隐藏着的原纤维突然出现，可能原来是另一原纤维的延续，因此证明了该运动的可预测性质（图 Aft. 3C）。只有这种形式的特定运动能够发生。

图 Aft. 3

C 这个序列显示无法预测行动的开头。以前隐藏的原纤维突然出现，与其他原纤维相连接。这演示了特定移动的预定性质（100 倍）

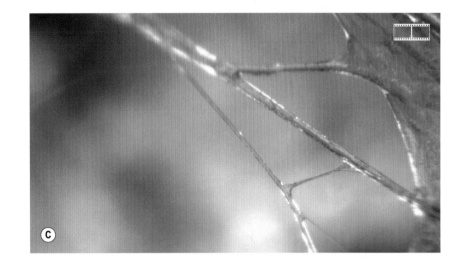

千千万万的纤维和原纤维的随机运动和预定运动的混合，让我们确信，比如当你拿起一只勺子开始进食时，这一动作是无法被不差偏毫地重复的。而且当你把这只勺子放回桌子时，多纤维网络中受到预应力的纤维会恢复到原来的位置，但是未必会恰好是拿起勺子之前的那个位置。

将动态的不可预测性这一元素引入纤维运动中可帮助我们得出这样一个结论：任何特定时间的特定运动都是独特的，是无法被重复的。每一个动作都是**独一无二**的（图 Aft. 3D）。

图 Aft. 3

D 这个序列显示了两个分开的纤维运动，分别在同一区域和同一约束下的连续 10 秒拍摄。这两个动作并不相似。原纤维在每种情况下的运动起始各不相同，是由于同时出现了表面上非确定性和预定的纤维行为。每个动作都是唯一的（100 倍）

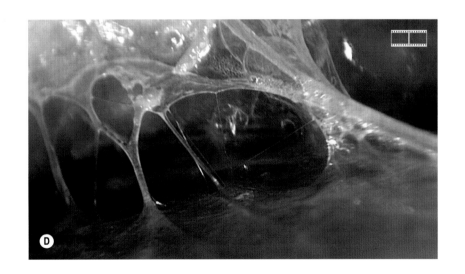

纤维结构的这种运动不是单一的预定机制的结果。恰恰相反，该运动是随机地来自一组潜在的不同的运动。在某一时刻，某一特定运动会被从中选取出来，进行一项特定的、不可复制的行动。这种不确定性让人惊喜地联想到量子物理学的不确定性原理。

秩序和线性已经被证明是很有效率的，那为什么还会存在不规则的、混沌的、分形的、非线性的结构？

西方文化比其他文化更重视秩序，秩序令我们安心。这一思想可追溯到古希腊哲学家提出的因果律，也是这一思维模式的基石。因果律是原因和结果之间的关系，结果源于原因。

抛弃可预测的、令人心安的秩序，接纳混沌的不可测性，是很困难的。我发现，从科学的角度上看，这一步非常具有挑战性，给这一概念的飞跃徒增难度。

混沌系统存在的重要性被认为是几近于无，因此，从一开始其研究就处于被忽视状态。这种现象并不能够为简单的数学公式所解释，也不严格遵守牛顿力学定律。

在不断追寻知识的进程中，我们不得不逐渐接受一些事实：自然界并不是直线式运转的；而因果的比例关系也不如原先设想的那样成正比，实际上是建立在非线性法则的基础上。尽管如此，这些在不断追求平衡的、复杂的系统在表面的混乱之下隐含着明确的秩序。因此，使用缜密的科学方法，这些系统是可以被描述的，这些秩序也是可以被展现的。

非线性的证据

当你观察任何一块皮肤，是不会发现其结构分布和总体布局中有任何的规律性或对称性的。有时候几组细胞会互相平行排布，或有相似的、令人舒心的几何形状。然而，进一步的观察我们会发现它们的分布并不如看起来的那么规律，同一个图案是不会再次出现的。

我们的思维被线性的因果关系的逻辑固化了，所以很难接受引起机体协调运动的滑移系统结构竟然是完全不规则而表观混沌的观测结果。然而，我们的观测证实了这种不规则的、混沌的且分形的系统的存在和效率性。

因此，生命体的结构远比我们迄今想象到的复杂，而且与我们所学相悖。如果想要充分理解生命体的结构，我们必须摒弃所有预先知道的知识。我们不能满足于简单的、易得出的或令人安心的解释，仅仅因其符合传统的合理的思考模式。这就要求一种不同的、以活体观察为基础的科学方法。活体观察可能会让我们怀疑一些已确认无疑的离体观测结果——我们必须接受这一事实。这是因为离体研究的对象是死亡的、化学处理过的组织样本，不再受到机体内部的张力，所以并不具备原位活体组织的动态特性。

既然已经提出了不规则的混沌的分形系统是有效能这一命题，我们便需要进一步探究。

生物学中的混沌系统：表观与潜在的秩序

混沌系统内部的秩序和表面的效能矛盾这一问题（图 Aft. 4）由决定论大师拉普拉斯（Laplace）在其 1795 年的论文《模拟可行性测试》（*Essai Philosophique sur les Probabilités*）中首次提出。拉普拉斯认为秩序来自随机事件。他说："长远看来，在一段不定的时间中发生的一系列事件，其规律恒定结果的效应会超过其不规律结果的效应。"二十世纪最伟大的数学家之一——安德烈·科尔莫戈罗夫（Andreï Kolmogorov，1903—1987）证实了这一主张。他在数学上证明了："随机现象在大尺度下的集体活动会产生非随机的规律性。"我们继续前进，

图 Aft. 4

A 自然的纤维结构的组织是功能决定论下的结构混乱

B 分形是一种几何图形，在每个尺度上都重复。如果你放大一个分形图案，它看起来会和原来的形状相似或完全一样。这个属性叫作自相似性

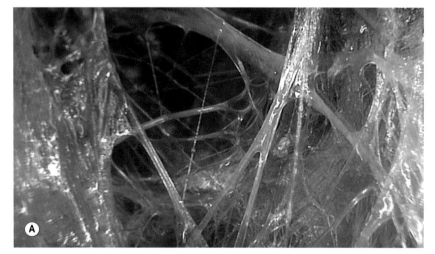

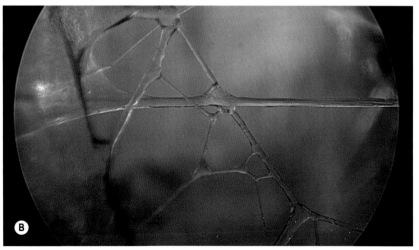

不过得一步一个脚印。

生物学的混沌并不是说什么事情都会发生。动态混沌是动态系统的一大特点。动态系统不遵从经典牛顿物理学定律，且其行为既无周期性，也不具有"准周期性"，这源于该系统内在的非线性属性。它不是杂乱或随机行为的结果。

存在于生物科学宏观领域的混沌可看作是具备确定性的混沌，因为同时存在不可测性和非随机性。这怎么可能呢？两种看似相悖的现象是如何，又是为何可以在同一系统中起作用的呢？

确定性混沌所提供的这种追寻更高效能的能力，给予我们构成一个有效的（未必完美）系统的必要条件。这种能力同时也便利了动态性效能的有效利用，而这些存在于自然界中的动态性效能很有可能在特定动态构架下出现的新结构中起到一定作用。

关键要点
具备确定性的混沌模式是自然界的潜在动态性能之一。它扩大了可能的处理范围，使这些处理能被更高效地探求，并包容了更大程度的复杂度（图Aft. 5）。

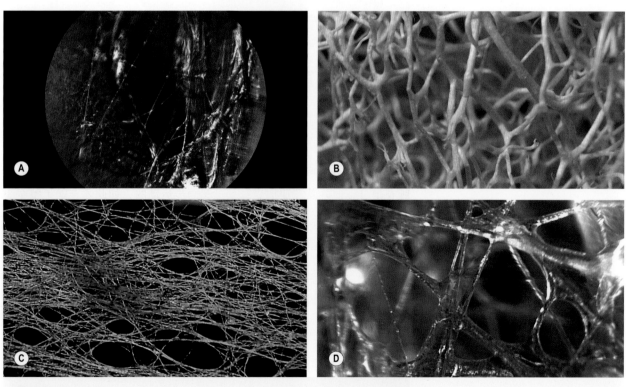

图 Aft. 5

A 兔子体内的原纤维
B 骨髓中的原纤维

C 海藻中的原纤维
D 人体中的原纤维

也就是说，一个试着建立平衡的复杂系统会永远介于稳定和改变之间。因此，这样一个系统是有能力纳入各式各样的构架的，这暂且还没考虑到其他能派上用场的内在属性，如分形化。这意味着一个混沌系统可以拓用其可用空间的一大部分，以协助任何所需的运动。

分形化是叠映在多纤维系统的混沌属性之上的，它使物质变得更加复杂。我们认为纤维结构不规则的分形化不可避免地导致了纤维网络的混沌表象。正如我们在第 5 章了解到的那样，分形对象缺乏规律性，但不规律性不等同于随机——**这种表观的不规律之下隐含着规律性**。分形对象具有标度不变性，这意味着不论放大几倍它们的总体组织模式是一样的。分形对象在生物学中各领域都常见。

动态而不规律的分形化，以及形态学混沌，这两种内在的动态特性是不能分开讨论的，我们必须考虑到它们的综合影响。探索一切可能解释的能力，即探索的可行性，作为混沌系统的一大特点，提供了一个大的动态行为范围，从而贡献了其复杂性。这些复杂系统是永不间断地变动着的，对平衡的追求也是恒定不绝的。平衡不是指系统中一个恒定的点，而是一个不断变动着的参数，好比普拉图定律中皂泡理论。这种尝试建立平衡（这也证明了先前提到的隐含在稳定中的不稳定性）的系统更偏向于复杂，且在意外的限制中，推动了生物进化。我们认为这些系统是不可积的，它们必须用不可预测的方程进行定义。

有一点我们必须牢记：这种已然观测到的混沌结构，因其基础的、多边形的、结构性的、很可能一直存在于生命体中的构架，为我们创造了新的可能性。该系统的这一突出特点是其行为在整体论层面的本质。也就是说，它是自身各组分互相反应的总和结果。

要将各个元素的独立行为分离出来是不可能的。整个多纤维系统的所有组分，包括其混沌构架，是一起同步运动的，如此才支配了整个系统的行为。对系统的研究必须是整体的。系统由许多互相作用的媒介组成，但没有哪个单一媒介是直接影响其他媒介的。支配系统的整体动态行为的、无所不包的规律是不存在的。协同进化（coevolution）这一术语通常适用于进化中的物种之间的相互作用，但也可以用来描述一个复杂生命系统的多重相互作用。这些动态性能给予我们一种条理清晰的探究运动的方法。这些性能是进化进程中不可或缺的因素。

现在我们终于能为这些生物学系统的混沌和不规则提供一个合理的解释了。这些见解也帮助我们明白了进化系统中的普遍机制，以及复杂性如何使生命体的生长发展成为可能的方式。

这种多纤维系统有没有能力影响细胞基因组进程？

我们已经知道这种分形的、混沌的纤维结构可生成错综复杂的结构，为变化奠定基础。然而，这种结构并不会凭空出现，它是细胞活动的结果，理论上是由基因编程控制的。

基因组蕴含着整个有机体的遗传信息，包括负责建构这些形态的基因蓝图。不过，尽管我们的基因遗传性是不可改变的，一个成人的结构形态却是可以改变的，这怎么可能呢？

除非出现了突变，否则在高度专门化的基因组结构中，改变通常是非常缓慢的，是无法对周遭环境进行快速、最优的适应的。我接触的一些临床病例倒是与这一原则显然相悖，出现了一些无法被基因突变解释的改变现象。

废用和生长

这是一张 7 岁患者的手部照片（图 Aft. 6A），其中中指屈肌腱在童年早期被玻璃割断，且没有进行手术修复。四年后，该受伤手指与其他手指很相似，但是要比另一只手的相应手指更小且更短。尽管如此，其形状是正常的。由于屈肌腱未被手术修复，该手指不能满足常规的使用，手指的生长减缓了。仅仅是某些肌腱被切断了，为什么这根手指的所有结构都被影响了？为什么一处小的局部损伤会影响整根手指的生长？为什么废用会导致手指变小？这种情况下，经完好血管运输的生长激素行使了其职能，但其形态学修复是不彻底的。

在这个病例中，机械性刺激的失去减缓了细胞生长的潜能。但是，如第 4 章所阐述，细胞是被细胞外纤维系统框架中的原纤维直接地、机械性地影响的。

代偿性肥大

在这个病例中，一位印刷厂工人的食指、中指、无名指被截断了，只剩下小指和拇指能进行钳型运动（图 Aft. 6B）。小指缓慢生长，其体积稳定增大，呈现出整体而协调的形状改变。功能性过度使用增加了细

图 Aft. 6

A 中指（7 岁的病人）与其他手指相似，但它却比相应的手指小而短

B 小指的最后形态，它在长度、宽度、大小和体积上都会受到功能性过度使用和超出正常范围的影响

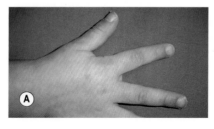
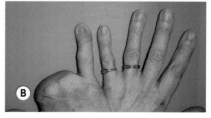

胞的机械性负担，细胞便以超过所有正常结构单元的生长速度恢复，但依然是协调的。

手指的整体形态未改变，而整根手指的生长却改变了，这怎么可能？功能的程度会不会影响发展的最终形态？又是什么限制了生长？

鹰嘴滑囊炎

鹰嘴滑囊炎也是功能性适应的一个例子，是由组织在经受反复机械性应力的情况下长期发展而来（图 Aft. 7A）。临床上可能没有症状，但是有明显的生理性和代谢性改变。其实质是关节囊壁反复受到约束而产生的巨型液泡化反应。在第 6 章中我们了解到任何位置的运动只要受到壁层的反复性约束，都会出现巨型液泡化。发展为鹰嘴滑囊炎的这种能力并不能从一代传到下一代，但可以持续一生。因此，这种情况的持续性存在必定伴随细胞更新。这些局部机械性改变无疑会影响到滑囊炎外周的细胞，从而改变其行为，还可能逐步改变其 DNA。

这种巨型液泡化反应能够解释腕骨和指骨处的腱鞘（屈曲时此处受压非常大）的各种解剖特点吗？比如说它会不会是腕骨和指骨的腱鞘内部的屈肌肌腱出现各种不同的解剖形状属性的缘由（图 Aft. 7B 和图 Aft. 7C）？再宏观一些，如果我们考虑到人类种系发生链，机械应力下腕、指处纤维系统的改变发展关系是否和抓握能力同步出现呢？

图 Aft. 7

A 鹰嘴滑囊炎的发展过程。这是一个适应性行为的例子，是不可遗传的

B 腕管是一种对反复压力的机械适应

C 在手指上，当其他滑车出现时，每个肌腱的整个周长都会被巨型液泡包围

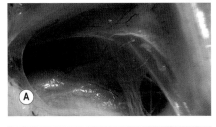
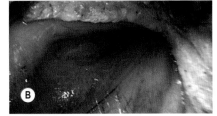
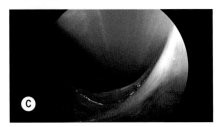

腕骨、指骨处滑移的腱鞘的内在性质是可遗传的。它们是人类解剖学中一个确定性的组成，表现了组织结构从纤维性到巨型液泡化的变异。在种系发展的进程中，这种差异的出现是需要大量的缓慢变化的，滑囊炎可能就是其第一阶段。这些改变肯定是随着抓握能力的产生，以极其缓慢的速度出现的。这种为适应重复屈曲动作而产生的组织结构的转变，会不会是渐渐地被维持和遗传下来的？鉴于我对细胞的观测结果，我认为我们不能完全排除这种可能性，即机械因素可能会影响基因遗传。

假设

最后，在这本书中，即在观测结果的基础上，把所有想法全部总结起来，我们提出以下假设：

（1）我们已经了解到，纤维结构单元受到基本物理作用力的直接影响。这些单元通过整合素直接将细胞膜、细胞骨架和细胞核相互连接。这是经机械传输机制实现的（图 Aft. 8A）。

（2）同时也已经了解到外在因素和内在因素会互相影响。一切事物都是遵循物理化学定律的，而这些定律也限制了最优结构和功能的实现。

（3）我们不能排除细胞增殖的量和质会受到机械性影响的可能性。同时也不能排除适应性细胞增殖（如鹰嘴滑囊炎）这种概念，但并非所有细胞都会参与增殖——这种改变是局部的。只有局部的细胞外连接能够传递和调制这种机械性影响（图 Aft. 8B）。

（4）细胞行为的改变不能被血液中的信息分配所解释，因为并非所有细胞都能直接联系上血供（图 Aft. 8C）。

图 Aft. 8

A 机械传输和机械传导是基本性能，因为纤维张力的变化对细胞有机械作用。纤维张力的变化扭曲了细胞并使其改变形状

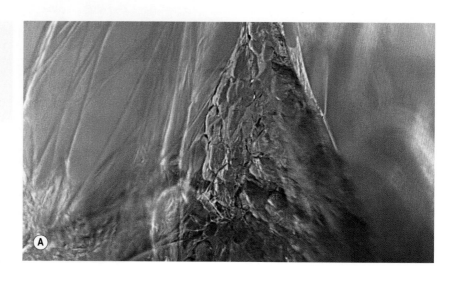

图 Aft. 8

B 细胞与纤维框架间机械传输的动画

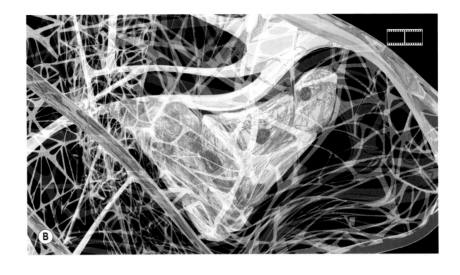

图 Aft. 8

C 纤维和细胞之间的关系非常密切，有时我们会看到 "细胞的纤维"

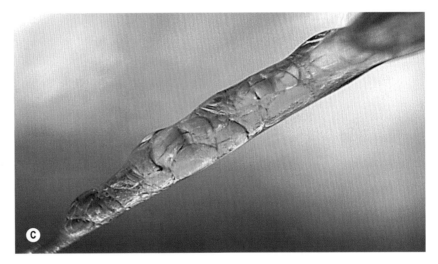

图 Aft. 8

D 血管网不直接将血液分配给每个细胞

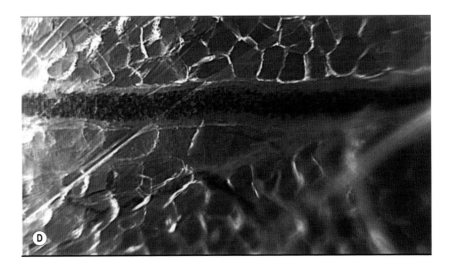

（5）此外，这些局部形态学改变并不受时间限制。这与瘢痕组织形成过程中发生的情况形成了鲜明对比，随着时间的推移，正常的细胞行为得以恢复。恰恰相反，前述的这些细胞行为的改变会一直持续，局部细胞也会进行不可避免的更新，以复制所需的变化。这些细胞的基因组已经收到可持续且可传输的影响。

这引出了以下问题：细胞外环境是否会影响干细胞的功能和基因型（图 Aft. 9）？答案可能是肯定的，但是是以一种缓慢转变的方式。

结论

细胞外基质的重要性是值得深入研究的，这将提供崭新的、更具条理的理论体系，尤其是在胚胎学、形态发生学和种系发生学等领域。这是对基因组全能地位的挑战，同时还揭示了其对基本普遍力量的服从性，证明了非基因因素的重要地位。

最后，我们将效能和混沌联系起来，这一点与经典希腊哲学和笛卡尔哲学的西方思维有本质不同，这是具有颠覆性的。其也强调了人体和其他动植物界生命体的结构相似性，**这突出了人体和其他生命体的一致性**。

在这一章的最后，我们意识到最重要的一点——创造生命所需要的结构的复杂性。这点并非新奇：从远古时代开始，人类就一直试图从复杂性中找道理，并诞生了形而上学。然而，随着科技进步，科学越来越能够通过其他方式解释这种复杂性。但是，实验室中生物研究的这些动力不应该使我们背离科学的本质目的：这些来自研究的新知识必须回馈给人类——人的知识是为人服务的。

我相信外科探索一定是这一现代研究的奠基石，是黄金参照点，因为其是唯一能清楚、精确描述人类生命体解剖结构的方式。

物质，作为一个被普遍滥用、常遭人不屑的术语，亟须在科学辩论中再次占据中心地位，因为物质是一切事物的关键。

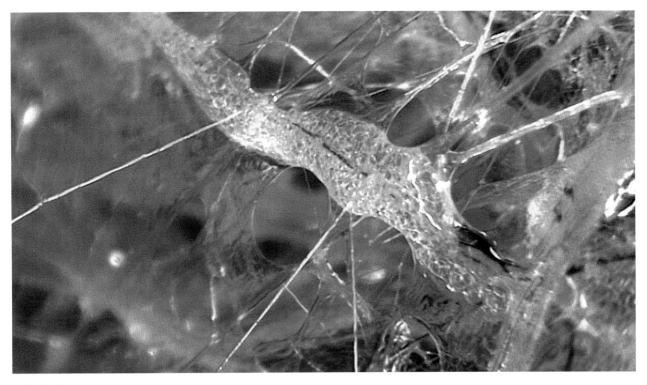

图 Aft. 9

总之，必须重新评估细胞外基质的重要性

托尔斯滕 · 列姆的评论

1543年，安德雷亚斯 · 维萨里（Andreas Vesalius）发表了第一本重量级现代解剖学教材——《人体构造》（De Humani Corporis Fabrica）。这本书中对标本结构进行隔离分析描述的方法在如今的解剖图谱中依然俯拾即是。

我们已经习惯了以隔离组分的方式看待事物，就如传统的解剖学教学观点；目前所知的经验和结构模式让我们将这些东西看作是理所当然的事实。但这只是看待事物许多方式的其中一种。它依靠一种对事实的条件性知觉，其实并没有任何真正的、看得见摸得着的物质基础。

实际上，我们一直且同时面对着的是关系、改变、隶属和潜能的动态过程。它们的印记成为我们世界生命的特征。我们不曾见过颜色组分，却常见到一朵红色的玫瑰。我们不曾听过声波，却可以聆听雨点的淅沥。患者也不曾感到他们皮肤神经感受器的刺激，他们感受到的是吻的余温。而我们作为手工的治疗医师，不会触摸到分离的解剖结构，而像甘博图说的那样，是不规则、混沌、分形且非线性模式的解剖结构。

解剖学课本以及尸体解剖通过苍白的想象，将身体的各部分隔离开。当我们转而用甘博图所描述的更复杂的眼光来看待，我们会发现自己并非是在处理一些物质材料或者解剖结构的碎片。

这在治疗上是有意义的。治疗时的本质问题不是"那儿有什么"，而是"发生了什么"。

甘博图以最独特的方式证明了这一点。他揭示了未曾为大多数人所见的组织的活生生的动态。他向我们展示了"一种多层次的、普遍存在的、能根据功能需要而改变纤维特点（但系统仍是原来的系统）的组织"的动态。

十九世纪初，比沙（Bichat）详述了症状和疾病，将它们同病理解剖学联系起来。布鲁赛（Broussais）驳斥疾病反自然的观点；通过证明它实际是机体在功能和结构不相称时，内在因素和外在因素的有机相互作用。

甘博图的文章和视频向我们展示了一种相似的基本范式的改变。他揭开了肌肤之下不可见的面纱，出色地提供了一种崭新思维，让我们能够看见和感受表面结构下内部千丝万缕的属性。这些图像及甘博图讲述的这些故事，为我们详述了各个结构的隔离性解剖结构，且将目前已有的解剖学书籍放到一种新颖的、鲜有质询的环境中，为我们带来解剖学的直接感受。

这些会影响触觉吗？会引起改变吗？必定的。这些想法将我们从实验室里死气沉沉的解剖学解放出来，帮我们从这些深深烙印在脑中并扭曲了对触觉发现的感觉和理解的思维中解脱。

甘博图给予了我们一个崭新的环境，以分享活体组织的体会。其前景不再是停滞的、隔离的各个画面，而是组织间的连续性，以及这种相互作用的动态过程和其中的混沌变化过程。

这一章中（包括他构想的假设性答案），甘博图敢于超越已有的解剖学结构知识。而我们仍能被这种鲜活的解剖学所感动——并用双手将这份喜悦一直传递下去。

1. Thompson DW. *On growth and form.* Vol. 1. Cambridge: Cambridge University Press; 1917.

2. Rouvière H. *Anatomie humaine descriptive et topographique.* 4th ed. Paris: Masson; 1948.

3. Testut L. *Traité d'anatomie humaine.* Tome 1. Paris: Octave Doin; 1921.

4. Bonola A, Caroli A, Celli A. *La Mano.* Padua: Piccin Nova Libraria; 1988.

5. Gray H. *Anatomy Descriptive and Surgical.* London: John W Parker and Son; 1858.

6. Ragan C. The physiology of the connective tissue (loose areolar). *Annual Review of Physiology.* 1952; 14: 51–72.

7. Bois Eric. *L'Univers sans repos ou l'essence première du mouvement.* Paris: Peter Lang; 2002.

8. Thuan Trinh Xuan. *Le chaos et l'harmonie. Le temps des sciences.* Paris: Fayard; 1998.

9. Gleick J. *La théorie du chaos.* Paris: Flammarion; 2001.

10. Arzt L, Zieler K. Anatomie und Histologie der Haut. In: *Die Haut- und Geschlechtskrankheiten.* Berlin: Urban & Schwarzenberg; 1934, Vol. 44–51. p. 7.

11. Richet A. *Traité pratique d'anatomie* 5th ed. Paris: Chamerot et Lauwereyns; 1877.

12. Bichat X. *Anatomie générale appliquée à la physiologie et à la médecine.* 1:11–114. Paris; Brosson, Gabon et Cie: 1801.

13. Plateau J. *Statique expérimentale et théorique des liquides soumis aux seules forces moléculaires.* Paris: Gauthier-Villars; 1873.

14. Gibbs JW. In: *The collected works of JW Gibbs.* Vol. 1. New Haven: Yale University Press; 1957.

15. De Gennes PG , Brochard-Wyart F, Quéré D. *Capillary and Wetting Phenomena—Drops, Bubbles, Pearls, Waves.* New York: Springer-Verlag; 2002.

16. Meisenberg G, Simmons WH. *Principles of Medical Biochemistry.* St Louis: Mosby Elsevier; 2006. p. 243.

17. Ingber DE, Prusty D, Sun Z, Betensky H, Wang N. Cell shape, cytoskeletal mechanics, and cell cycle control in angiogenesis. *J. Biomech.* 1995; 28,1471–1484.

18. Ingber DE. Tensegrity I. Cell structure and hierarchical systems. *Biology. J. Cell Sci.* 2003; 116(7): 1157–1173.

19. Ingber DE. Cellular mechano-transduction: putting all the pieces together again *FASEB J.* 2006; 20, 811–827.

20. Guimberteau JC, Sentucq-Rigall J, Panconi B, Mouton P, Bakhach J. *Introduction to the knowledge of subcutaneous sliding system in humans. Annales de Chirurgie Plastique Esthétique.* 2005; 50(1): 19–34 Microchirurgie.

21. Guimberteau JC. 2005 *Au coeur de la science* Available from: http://www.futura-sciences.com/comprendre/d/dossier533-1. php?word=720643944. [Accessed 26 June 2015].

22. Guimberteau JC. Entrée en matière vivante. *Annales de Chirurgie Plastique Esthétique.* 2012; 57(5): 415–530.

23. Kapandji A. *Qu'est ce que la Biomécanique?* Montpelier: Sauramps Médical; 2011.

24. D 'Alessio PA, Dhombres J. L'architecture de la vie: de Platon à la tensegrité. *Sciences et techniques en perspective.* II série. 2005; Vol. 9.

25. Mouette J. *Physique des surfaces et des interfaces.* D'après le cours d'Élisabeth Charlaix 2002; 2014. Available from: phymain.unisciel.fr/wp-content/uploads/2014/03/bonnel_meca_flu.pdf [Accessed 26 June 2015].

26. Hahn R. *Le Système du monde-Pierre Simon Laplace, un itinéraire dans la science,* Collection 'Bibliothèque des histoires'. Paris: Gallimard; 2004.

27. Fuller RB. *Synergetics: Explorations in the Geometry of Thinking.* London: Macmillan; 1975.

28. Ingber DE. Cellular tensegrity: defining new rules of biological design that govern the cytoskeleton. *Journal of Cell Science*, 1993. 104(3) 613–627.

29. Levin SM. Continuous tension, discontinuous compression: a model for biomechanical support of the body. *The Bulletin of Structural Integration.* 1982; 8(1).

30. Levin SM. The icosahedron as the three-dimensional finite element in biomechanical support. In: *Proceedings of the Society of General Systems Research on Mental Images, Values and Reality.* Society of General Systems Research, Philadelphia. 2 vols. Intersystems Publications; 1986.

31. Mandelbrot BB. *The Fractal Geometry of Nature.* New York: WH Freeman; 1982.

32. Mandelbrot BB. *Les Objets Fractals.* Paris: Flammarion; 1975.

33. Chaline J. *Quoi de neuf depuis Darwin?* Paris: Ellipses; 2006.

34. Dahan Dalmedico A, Chabert JL, Chemla K. *Chaos et déterminisme.* Paris: Editions du Seuil; 1992.

35. Nottale L, Chaline J, Grou P. *Les arbres de l'évolution.* Paris: Hachette; 2000.

36. Allegre Cl. *La défaite de Platon.* Paris: Fayard; 1995.

37. Laszlo P. *L'architecture du vivant.* Paris: Flammarion/Champs; 2004.

38. Halle Fr. *Eloge de la plante. Pour une nouvelle biologie.* Paris: Editions du Seuil; 2004.

39. Koch AJ, Meinhardt H. Biological pattern-formation-from basic mechanisms to complex structures. *Rev. Modern Physics.* 1994; 66: 1481–1507.

40. Chaline J, Nottale L, Grou P. *Des fleurs pour Schrödinger. La relativité d' échelle et ses applications.* Paris: Ellipses; 2009.

41. Lamy M. *Le grand livre du vivant; de la molécule à la biosphere.* Paris: Fayard; 2001.

42. Laszlo E. *Aux racines de l'univers.* Paris: Fayard; 1992.

43. Luminet JP. *L'Univers chiffonné.* Coll. Folio essais p. 441. Paris: Gallimard; 2005.

44. Ekeland I. *Au hasard, la chance, la science et le monde.* Paris: Editions du Seuil; 1991.

45. Laplace PS. *Essai philosophique sur les probabilités* 5ᵗʰ edition. Paris: Bachelier; 1825.

46. Kolmogorov A. *Foundations of the Theory of Probability* 2nd edition. New York: Chelsea; 1956.

47. Gouyon PH, Henry JP, Arnould J. *Les avatars du gène.* Paris: Belin;1997.

48. Dobzhanski T. *Génétique du processus* évolutif. Paris: Flammarion; 1977.

49. Dawkins R. *The greatest show on earth: the evidence for evolution.* London: Black Swan; 2010.

50. Monod J. *Chance and necessity: an essay on the natural philosophy of modern biology.* New York: Knopf; 1971.

51. Darwin C. *The origin of species by means of natural selection* or *the preservation of favoured races in the struggle for life.* London: John Murray;1859.

52. Lamarck JB. *Philosophie zoologique.* Paris: Librairie F Savy; 1809.

53. Morgan HD, Sutherland HGE, Martin DIK, Whitelaw E. Epigenetic inheritance at the agouti locus in the mouse. *Nature Genetics.* [Online] 1999; 23: 314–318. Available from: doi:10.1038/15490 [Accessed 27 June 2015].

54. Fleury V. *De l'œuf à l'éternité.* Paris: Flammarion; 2006.

55. Blechschmidt E. *The ontogenetic basis of human anatomy: a biodynamic approach to development from conception to birth.* Berkeley: North Atlantic; 2004.

出版后记

尽管不同学术流派或学科领域对"筋膜"的定义均有差异，但一般说来，筋膜常被描述为遍布人体的网络结构。伴随越来越多对运动人体科学与运动医学方面的知识需求，十余年的研究发现，困扰人们的慢性疼痛、僵硬老化、运动造成的损伤，这些问题的根源不在于肌肉、神经或骨骼，而在于筋膜。"筋膜"一词对于所有对此领域感兴趣的专业人士——包括物理治疗师、运动教练、私人教练、康复师、整骨治疗师、整脊师、徒手治疗师、瑜伽与普拉提教练、按摩治疗师、舞蹈与动作教师以及针灸师来说，是一个既熟悉又生疏的概念。

不同于以往关于"筋膜"模糊、易混淆的定义，让-克劳德·甘博图医生试图将自己多年活体手术中观察到的有趣、反医学常识的现象做出一个系统、详实的总结，由此便有了本书的诞生。他通过内镜技术完整地观察了标准定义下的组织分层和解剖结构——从表皮直至骨骼来例证胞外世界，即纤维的存在方式及其与各结构的物理联系。不仅如此，更是进一步探求纤维的形态及功能性，包括在组织间的连续性、流动性和适应性。值得一提的是，甘博图医生结合建筑性构造中的张拉整体概念、数学中的分形结构来阐述纤维在体积与空间布局上的有效性和能动性，在医学领域这实属较为罕见的观察角度；或者可以这样说，手术观察中秩序和相称的概念突然受到非线性和明显混沌的颠覆，也促使甘博图医生寻求问题的答案——惊喜地打破已有学术成果的权威性和无可撼动性，引领我们进入量子物理学、分形化和生物张拉整体交织互动的世界。

甘博图医生给出的筋膜定义既符合它的存在和功能需要，又突破性地赋予了新的意义参照点：筋膜是人体内具有张力的连续性纤维网络，它从皮肤表面延伸到细胞核。这个整体性的纤维网络是可移动、可自我调整、分形且不规则的，它组成了人体的基本建构。那么细胞基因组的全能地位会就此受到推翻式的挑战吗？答案应该是"可能"。

总结说来，当新观点或理论横空出世时，我们不能怠慢其对于科学研究或临床实践的重要性作用。如果就此重视起纤维的物质意义，非基因因素或许可以被推至人类生命体解剖的舞台上，也如甘博图医生所说——能够在应用观察背景支持下更深层次地"探究生命所需要的结构的复杂性"。

服务热线：133-6631-2326　188-1142-1266
服务信箱：reader@hinabook.com

后浪出版公司
2018 年 7 月

图书在版编目（CIP）数据

认识活体筋膜：细胞与细胞外基质之间的构成性世界 / （法）让－克劳德·甘博图，（英）科林·阿姆斯特朗编著；李哲译 . —北京：科学技术文献出版社，2018.10（2021.1 重印）

书名原文：Architecture of Human Living Fascia: The extracellular matrix and cells revealed through endoscopy

ISBN 978–7–5189–4740–9

Ⅰ . ①认… Ⅱ . ①让… ②科… ③李… Ⅲ . ①筋膜—研究 Ⅳ . ① R322.7

中国版本图书馆 CIP 数据核字（2018）第 179879 号

著作权合同登记号　图字：01–2018–5233
中文简体字版权专有权归银杏树下（北京）图书有限责任公司所有
The original English language work has been published by:
Handspring Publishing Limited Pencaitland, EH34 5EY, United Kingdom

认识活体筋膜：细胞与细胞外基质之间的构成性世界

| 责任编辑：巨娟梅　鲍冬旭 | 责任出版：张志平 | 筹划出版：银杏树下 |
| 出版统筹：吴兴元 | 营销推广：ONEBOOK | 装帧制造：墨白空间 |

出　版　者　科学技术文献出版社
地　　　址　北京市复兴路15号　邮编 100038
编　务　部　（010）58882938，58882087（传真）
发　行　部　（010）58882868，58882870（传真）
邮　购　部　（010）58882873
销　售　部　（010）64010019
官 方 网 址　www.stdp.com.cn
发　行　者　科学技术文献出版社发行　全国各地新华书店经销
印　刷　者　雅迪云印（天津）科技有限公司
版　　　次　2018 年 10 月第 1 版　2021 年 1 月第 2 次印刷
开　　　本　889 × 1194　1/16
字　　　数　184千
印　　　张　14
书　　　号　ISBN 978-7-5189-4740-9
定　　　价　108.00元